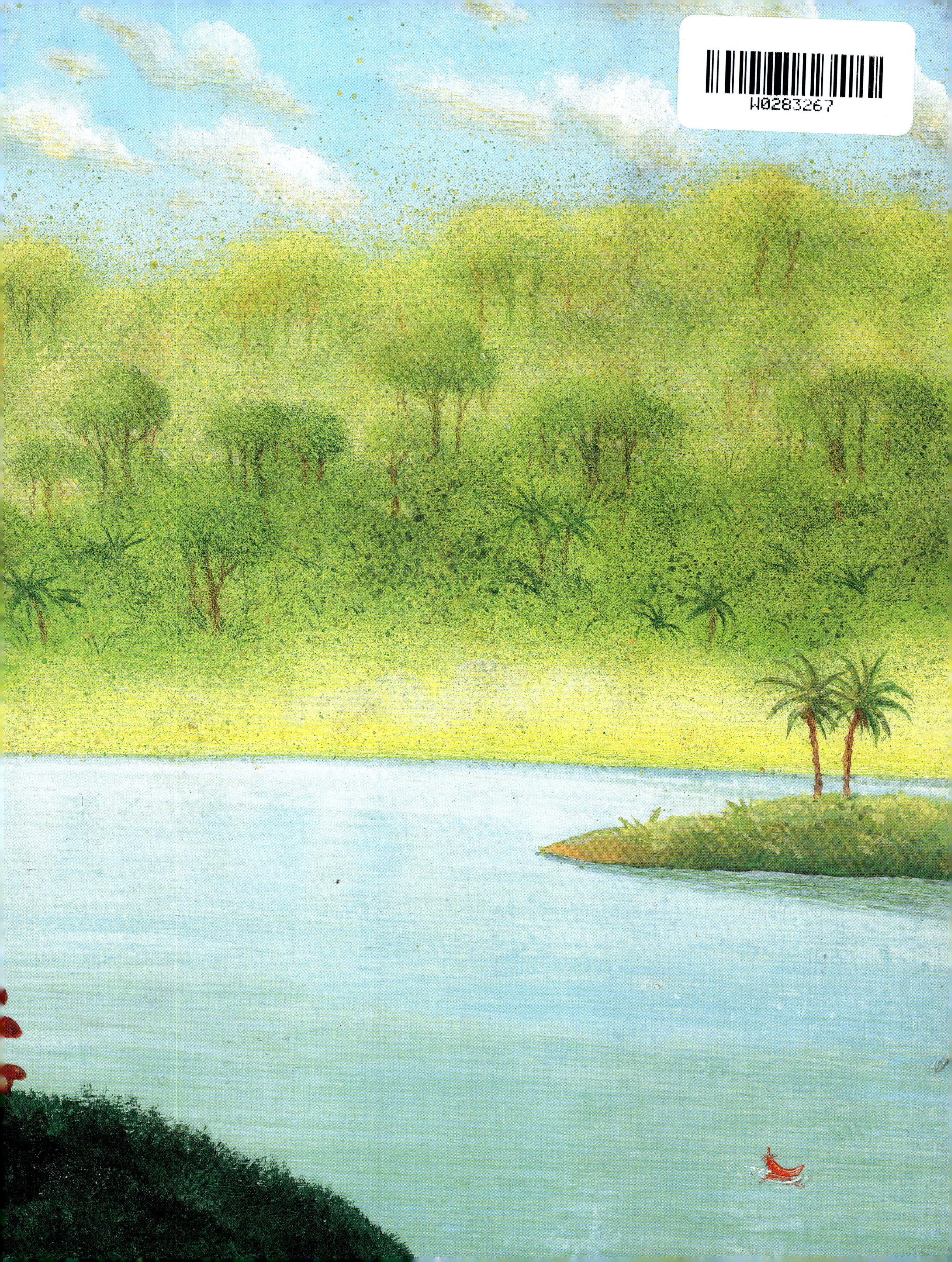

Dieses Buch gehört:

Sei lieb zu diesem Buch!

Für Jannis, Jana, Paul und Marie-Luise
S. T. u. Ch. P.
Für Rike und Robin
S. N.

Bisher erschienen:

Sonne im Bauch
Eine Geschichte über die Liebe

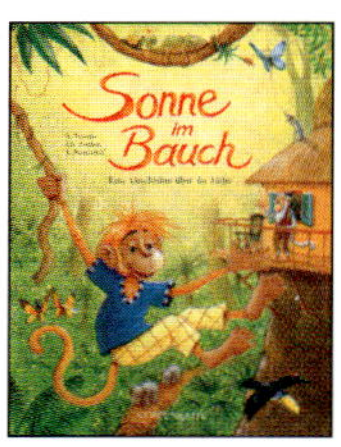

ISBN 3-8157-2042-7

Mit dir umarme ich die ganze Welt
Eine Geschichte über die Freundschaft

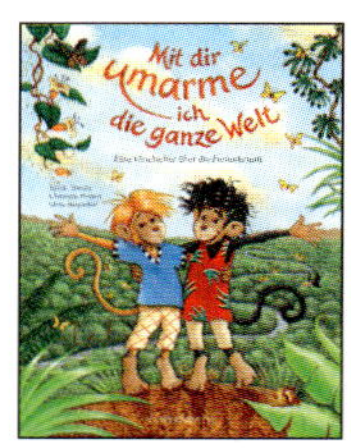

ISBN 3-8157-2497-X

5 4 3 2 1

ISBN 3-8157-2843-6

Printed in Italy

www.coppenrath.de

Du und ich, wir schaffen das

Eine Geschichte über Angst und Mut

Von Sybille Terrahe und Christiane Paulsen
Mit Bildern von Silvio Neuendorf

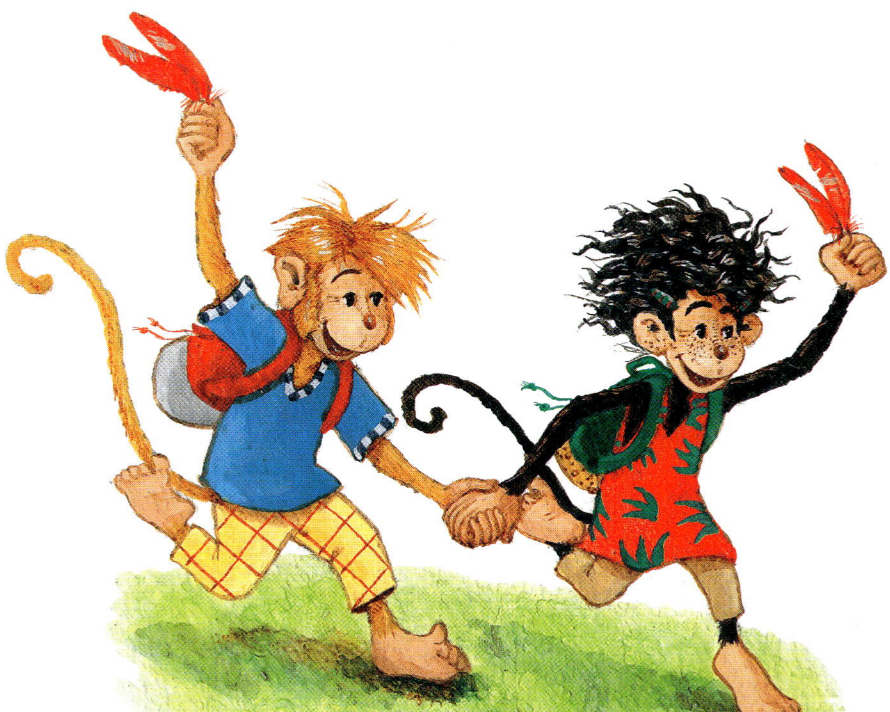

COPPENRATH VERLAG

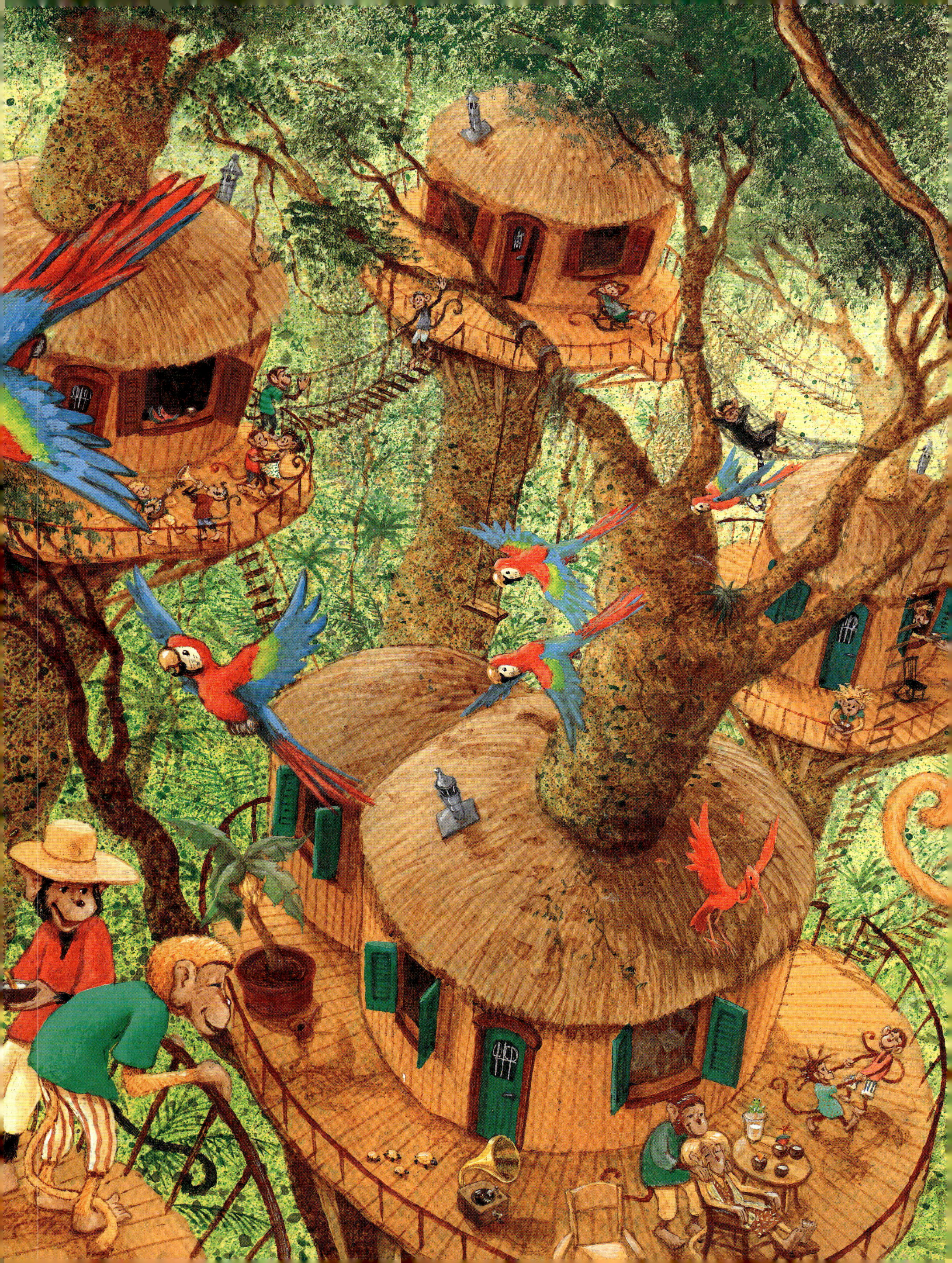

Es ist später Nachmittag und die Sonne brennt nicht mehr so heiß vom Himmel. Ein leichtes, kühles Lüftchen weht in den Bäumen. Die großen und die kleinen Affen sitzen gemütlich vor ihren Häusern im Baumhausdorf und genießen die Feierabendstimmung. Sie machen Musik, lachen, tanzen und halten hier und da ein kleines Schwätzchen.
Nur ein kleiner Affenjunge hat was anderes vor und schwingt von einer Liane zur nächsten um so schnell wie möglich zum anderen Ende des Dorfes zu kommen. Es ist Toni, der es kaum erwarten kann, Billy und Sokrates zu besuchen. Billy ist Tonis allerbeste Freundin. Sie lebt eigentlich in den Bergen, aber während der Ferien besucht sie ihren Großvater Sokrates. Sokrates ist der Älteste und Klügste im Baumhausdorf. Toni mag ihn sehr, denn er hat immer ganz viel Zeit und freut sich jedes Mal, wenn Toni zu ihm kommt.

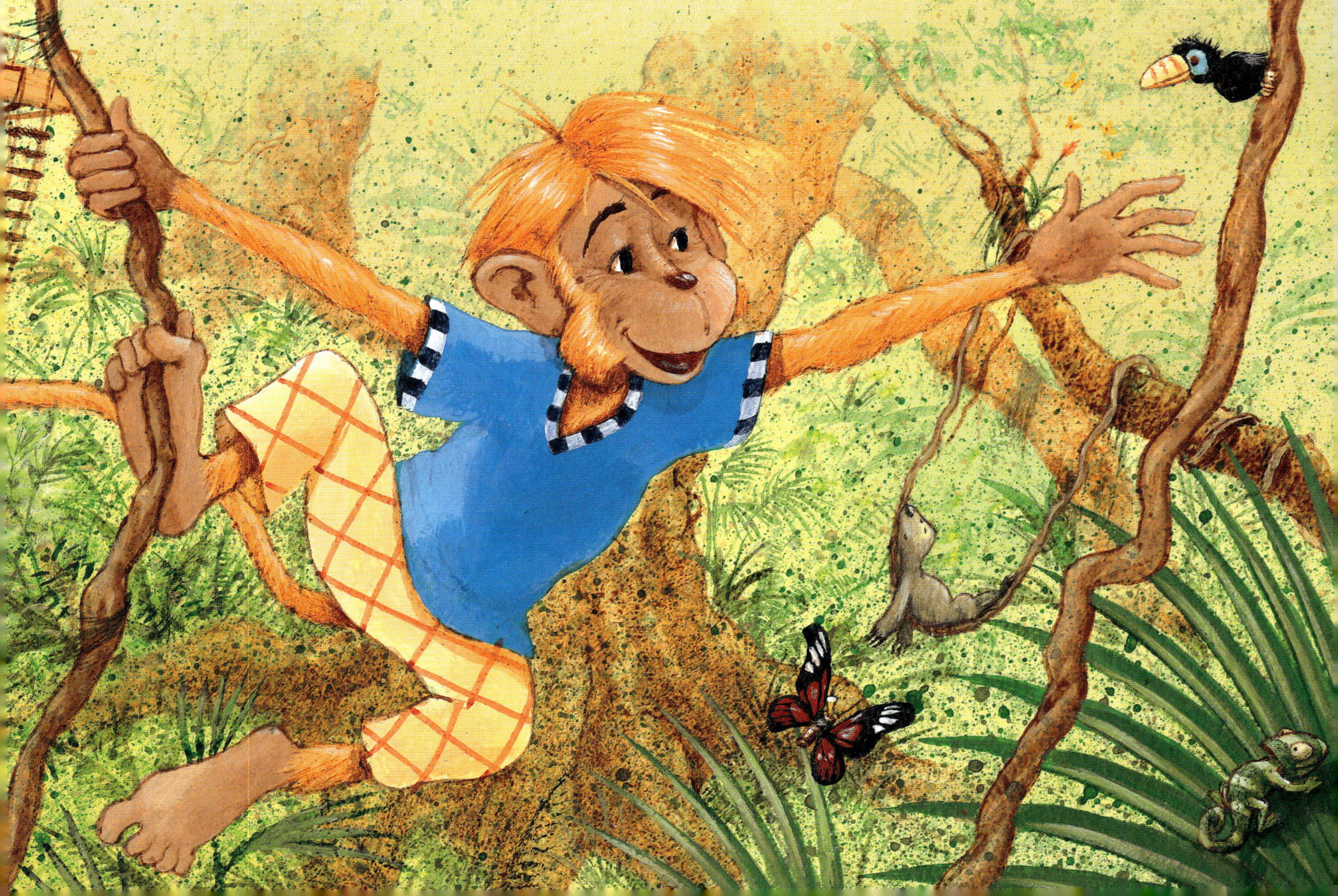

Toni schwingt sich mit lautem Indianergeheul über das Geländer auf die Veranda. Sokrates und Billy sind ganz vertieft in eine alte Landkarte und schauen überrascht auf.
„Oh, mein kleiner Freund, da ist mir ja vor Schreck fast das Herz stehen geblieben“, lacht Sokrates und Billy springt ihm entgegen. „Da bist du ja endlich, Toni!“, ruft sie aufgeregt. „Schau mal, was wir hier haben.“
Toni tritt näher und liest vor, was in großen Buchstaben oben auf der Karte steht: „DER WEG DER ROTEN FEDER.“
Er kratzt sich am Kopf. „Das klingt ja spannend.“
„Das ist es auch, denn der Weg hat was mit Mut zu tun und ich erzähl dir jetzt, was ich schon davon weiß“, sagt Billy und zwinkert Sokrates zu.

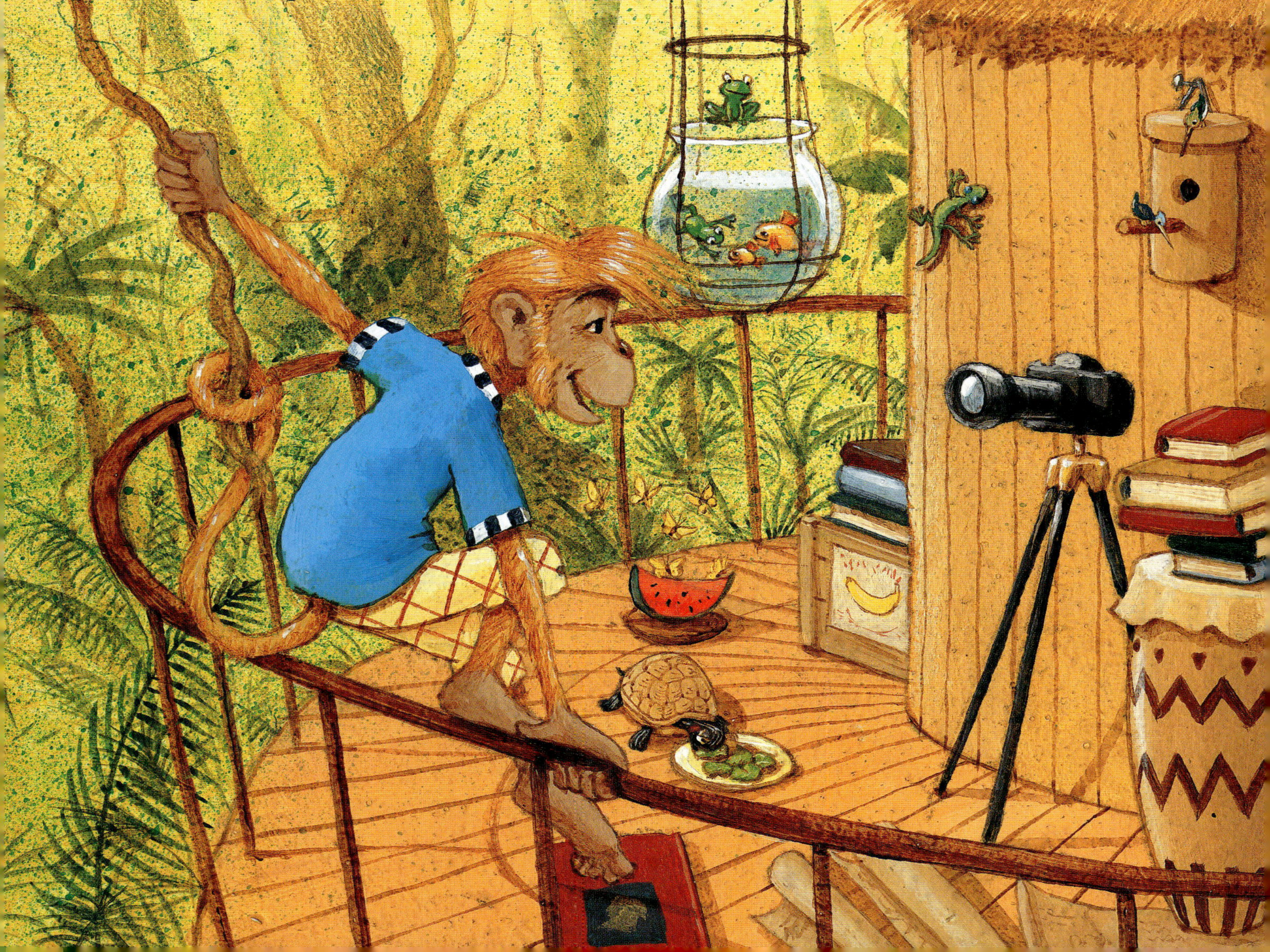

Billy holt einmal tief Luft: „Der Weg der Roten Feder führt über den Fluss und durch den Wald und ist so eine Art Schnitzeljagdabenteuer. An besonderen Stellen taucht immer wieder eine rote Feder auf. Dort, wo man sie findet, ist auch eine geheime Botschaft versteckt."

„Und wer geht diesen Weg der Roten Feder?", fragt Toni vorsichtig.

„Na, wir beide, Toni! Und stell dir vor, gleich morgen und ganz alleine", ruft Billy und klatscht in die Hände. „Sokrates wollte mir gerade erzählen, was er von dem Weg weiß."

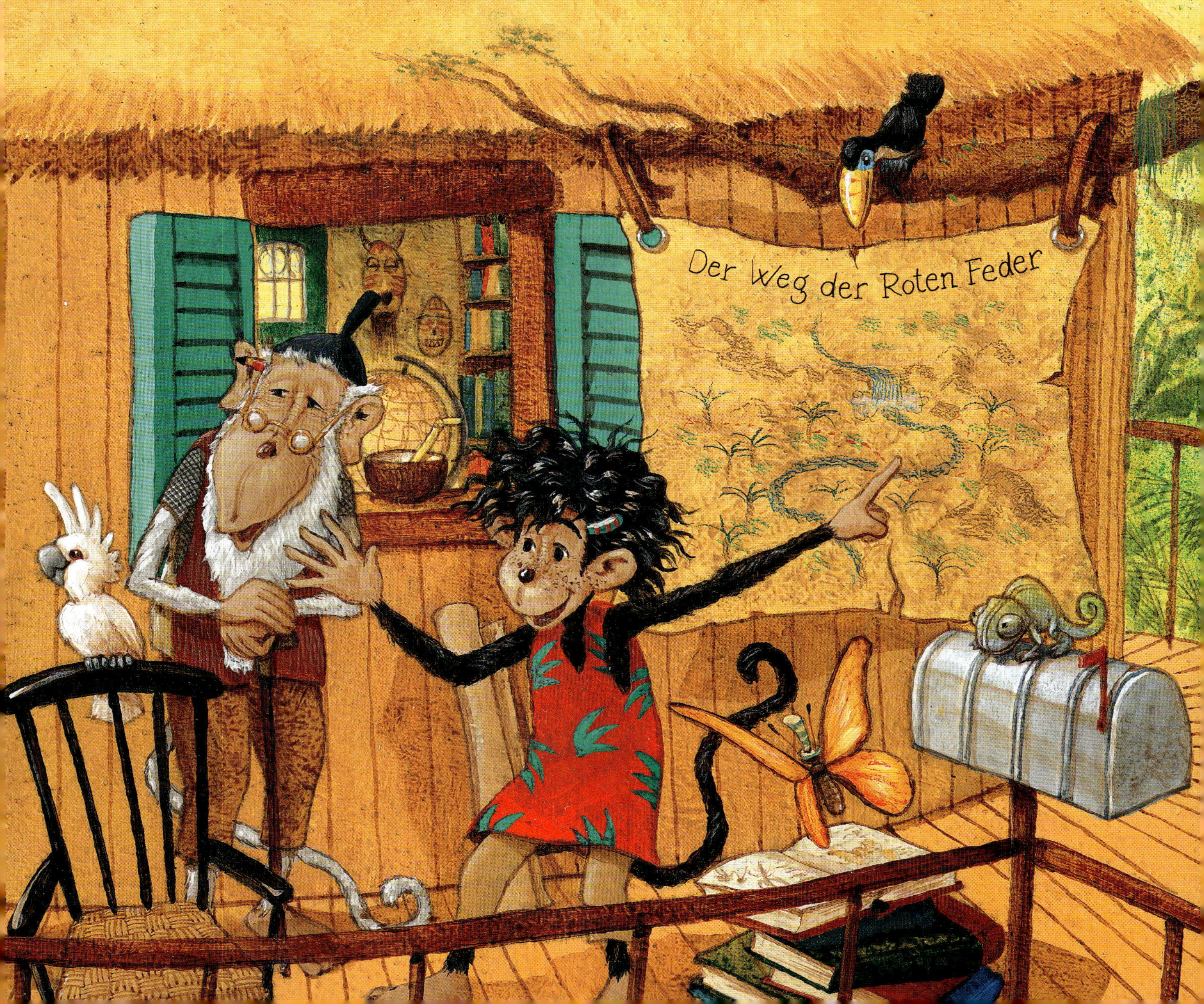

Sokrates setzt sich in seinen Schaukelstuhl. „Den Weg der Roten Feder gibt es schon seit langer, langer Zeit. Vielleicht schon, seitdem es unser Baumhausdorf gibt. Wie er entstanden ist, das wird wohl für immer ein Geheimnis bleiben“, sagt er mit seiner ruhigen, tiefen Stimme. „Ich bin ihn gegangen, als ich so alt war wie ihr. Und so taten es vor und nach mir viele Mädchen und Jungen, die von einem Älteren von dem Weg der Roten Feder erfuhren und neugierig auf ein Abenteuer waren.“

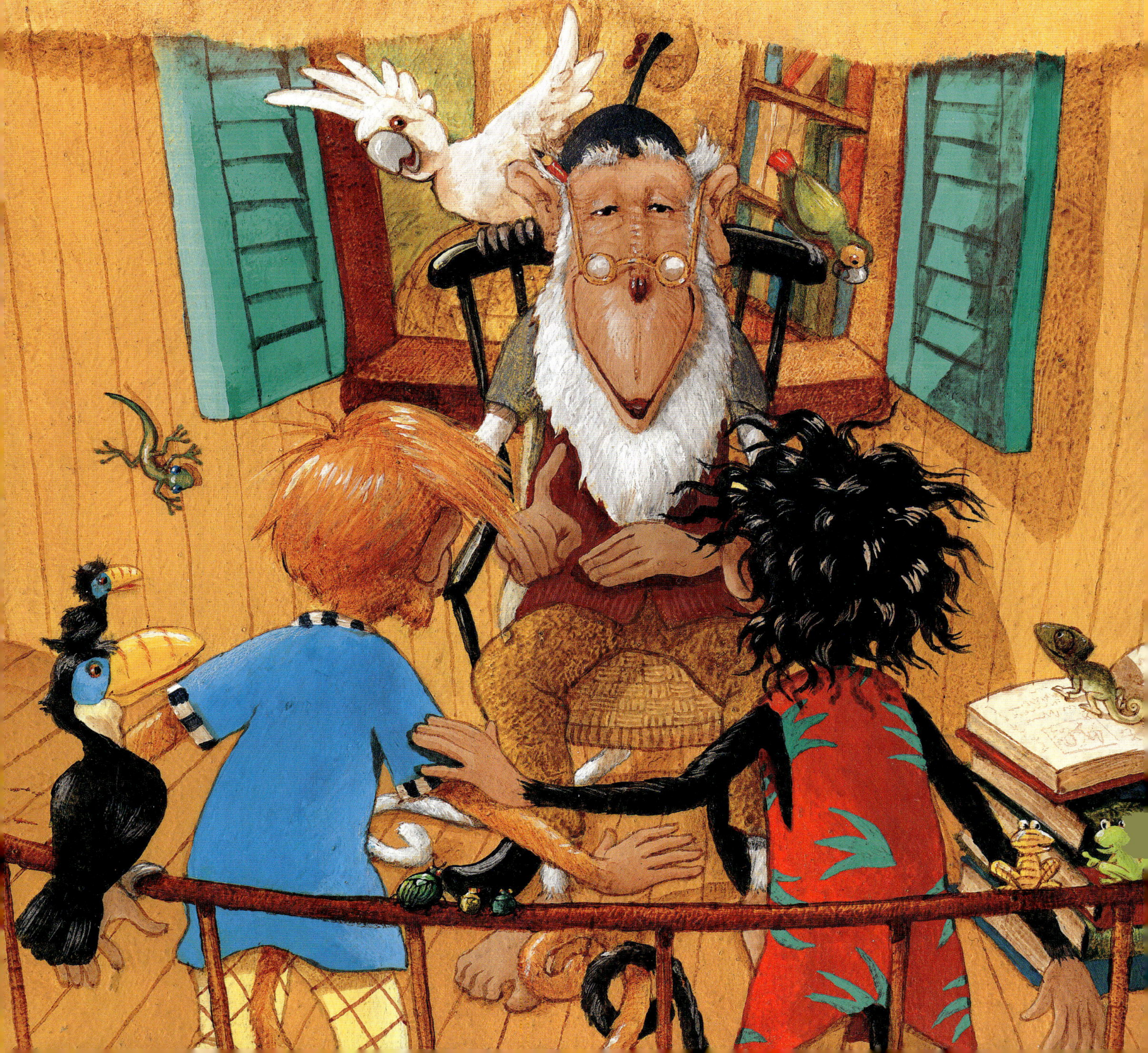

Sokrates lehnt sich zurück und räuspert sich. „Ich verrate euch beiden etwas, über das kaum jemand spricht und es zugibt: Angst oder Furcht kennt jeder, nicht nur ihr Kleinen, sondern auch wir Großen. Und oft ist es einfach die Angst vor etwas, was wir noch nicht kennen."

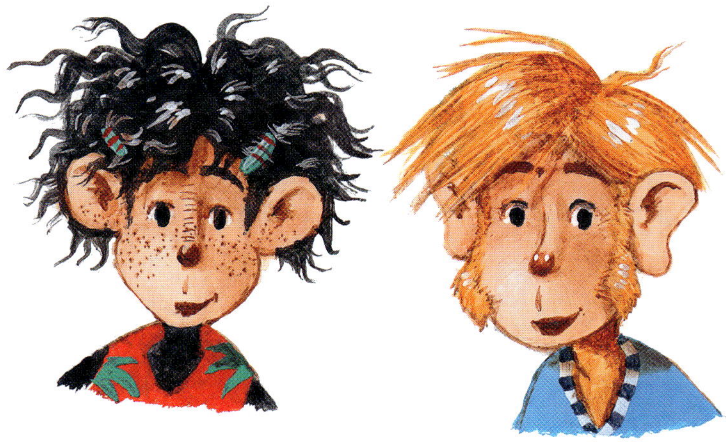

Toni und Billy rühren sich nicht von der Stelle und hören Sokrates mucksmäuschenstill zu.
„Aber gegen Angst hilft Mutigsein und das könnt ihr üben", fährt er fort und schaut seine kleinen Freunde liebevoll an.
„Nach ein paar spannenden Erlebnissen auf dem Weg der Roten Feder werdet ihr es immer mehr spüren: Mut macht stark."
„Wir beide, Billy, du und ich, wir zusammen werden das schaffen", flüstert Toni und Billy strahlt ihn an.
Sokrates steht auf und holt eine kleine, aufgerollte Landkarte. Er übergibt sie den beiden und sagt mit einem Augenzwinkern: „Hier ist euer Weg eingezeichnet. Packt euren Mut mit in den Rucksack und geht morgen bei Sonnenaufgang los. Und denkt zwischendrin an meine Worte: Ihr werdet nicht ganz allein sein."
Mittlerweile ist es schon spät geworden und die drei verabschieden sich mit einer festen Umarmung voneinander.

Am nächsten Morgen laufen Toni und Billy beschwingt los – immer der Karte nach. Die Rucksäcke wippen fröhlich auf ihren Rücken. Den Weg am Fels in der Brandung vorbei und dann weiter zum Wald kennen sie gut. Sie plaudern über dies und das und merken zunächst gar nicht, dass die Gegend fremd und fremder wird.

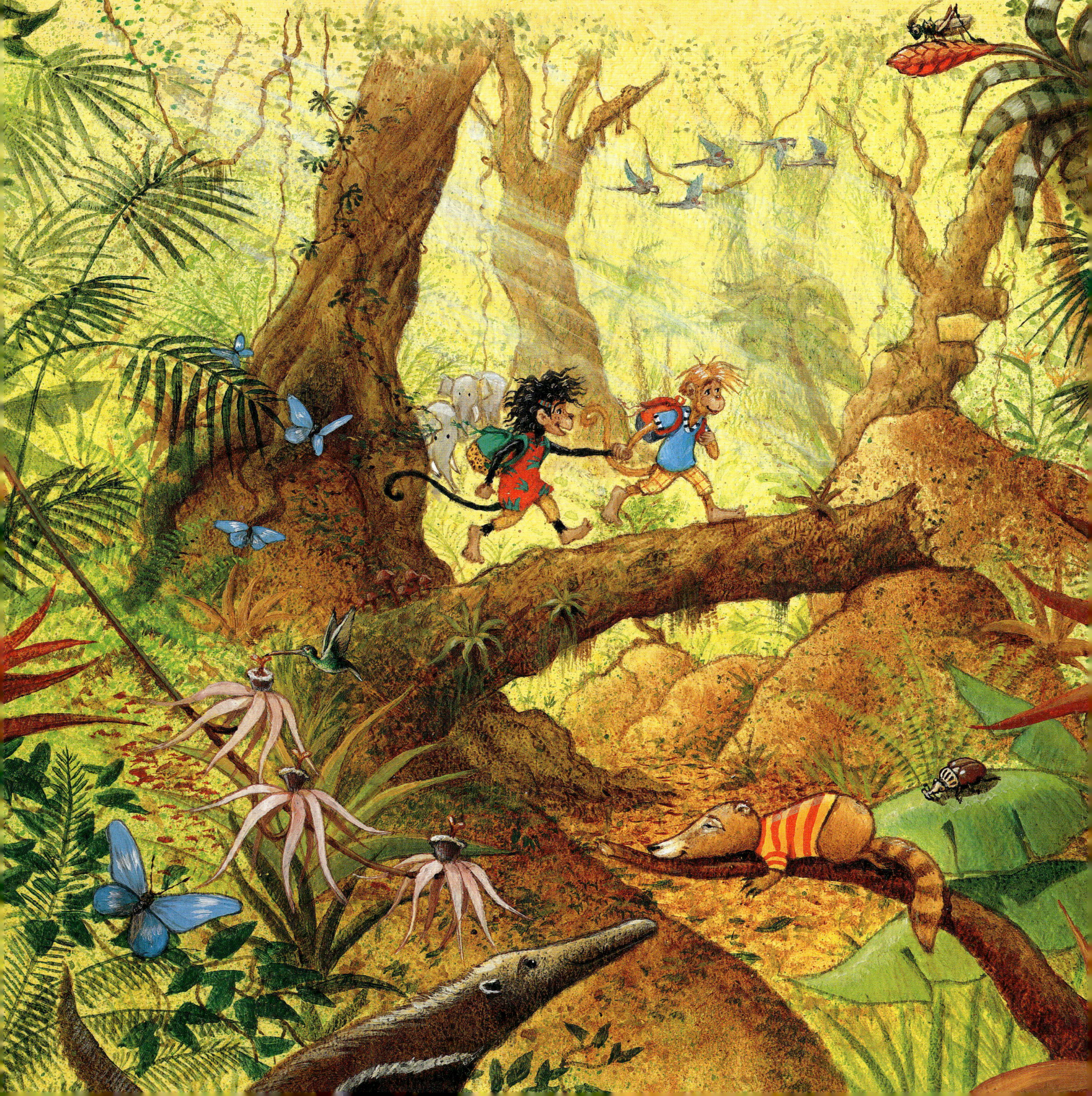

Plötzlich bleibt Billy stehen und dreht sich langsam im Kreis. „Hier sind wir noch nie gewesen“, flüstert sie, „und alles sieht so anders aus …“

„Schau mal“, flüstert Toni zurück und zeigt auf ein Holzschild. „Da steht’s: ‚Der Weg der Roten Feder‘.“

„Jetzt fängt unser Abenteuer an, Toni“, sagt Billy aufgeregt und nimmt ihn ganz fest an die Hand. „Lass uns gleich weitergehen und schauen, was hinter der nächsten Biegung passiert.“

Wie zwei kleine Indianer schleichen sie den Pfad entlang, aber keiner verrät dem anderen, wie stark sein Herz klopft.

„Halt deine Adleraugen offen, Billy!“, raunt Toni. „Jedes klitzekleine Zeichen kann wichtig sein.“

Sie staunen über die leuchtend bunten Blüten inmitten der Wildnis, deren süßer Duft die Luft erfüllt.

Mit einem Mal rennt Toni los und jubelt: „Eine rote Feder! Dahinten auf dem großen Stein liegt sie!“ Billy springt hinterher. Lachend steckt sich Toni die Feder hinters Ohr: „Jetzt ist die große Frage: Wo finden wir die erste geheime Mut-Botschaft?“

„He, Toni, du Blindadler, hier steht doch was in den Stein geritzt“, ruft Billy und fährt mit den Fingern über die vermoosten Buchstaben.

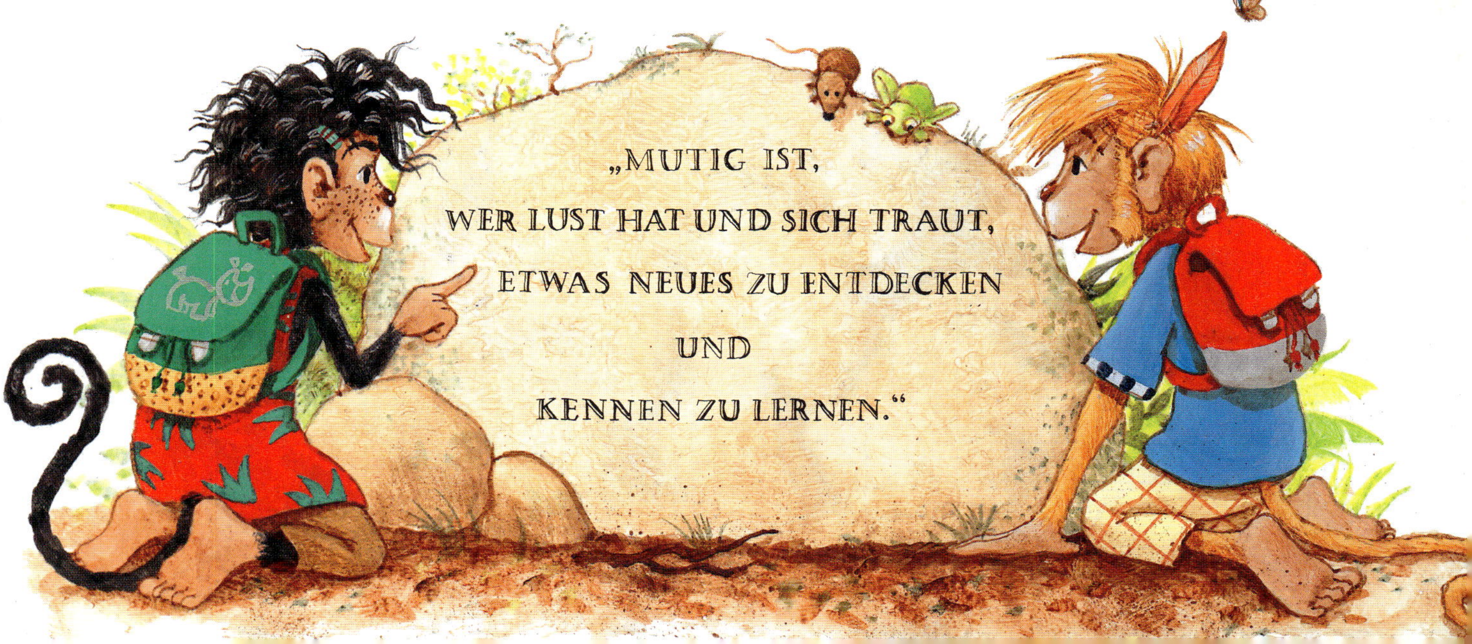
„MUTIG IST,
WER LUST HAT UND SICH TRAUT,
ETWAS NEUES ZU ENTDECKEN
UND
KENNEN ZU LERNEN.“

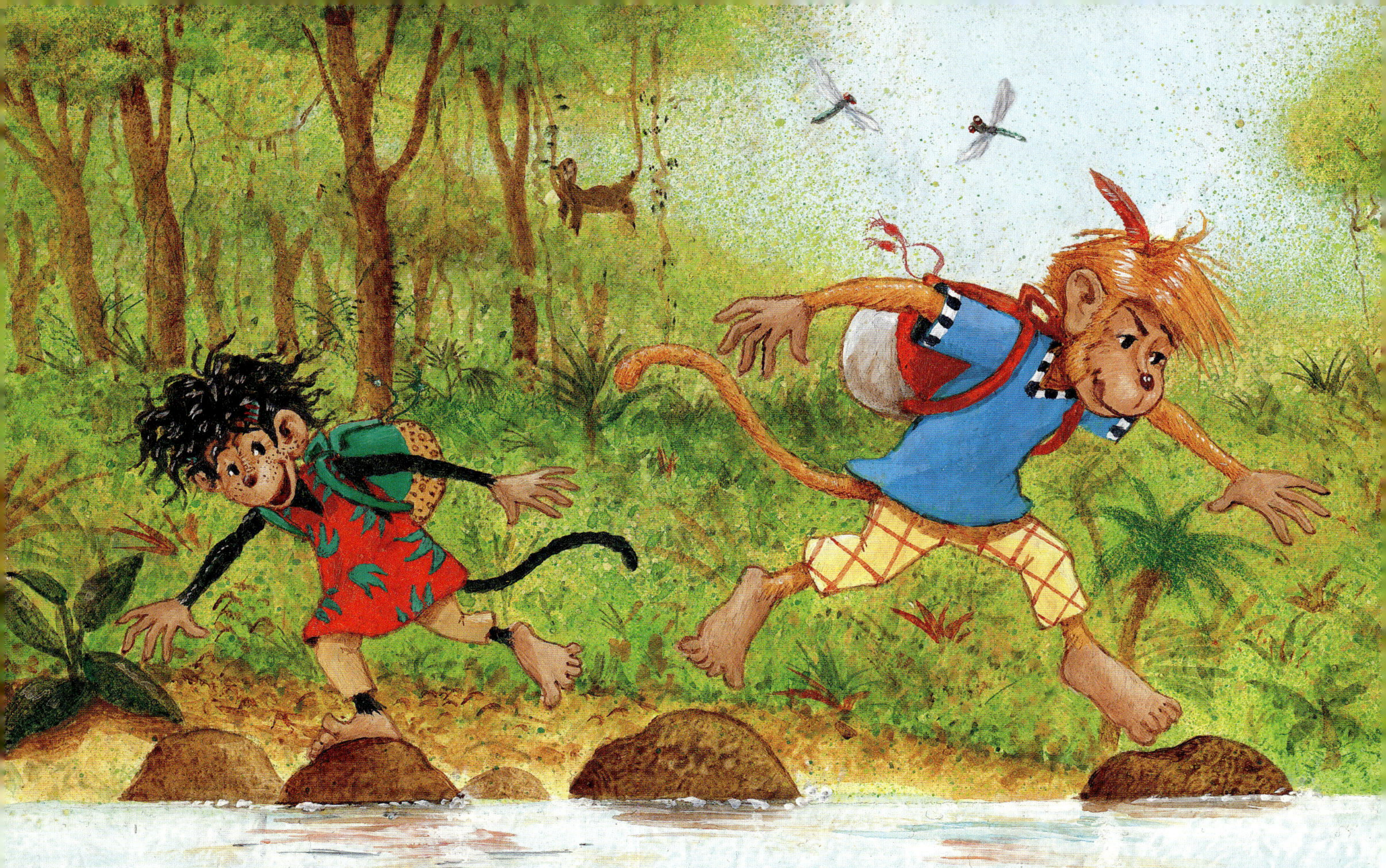

Voller Neugierde auf das, was sie nun erwartet, laufen die beiden weiter. An der nächsten Abzweigung bleiben sie stehen und schauen auf die Landkarte: Der Weg führt zum Wilden Fluss und auf der anderen Uferseite geht es in einen Urwald. Wenig später stehen sie mit den Füßen im Wasser und staunen, wie weit das gegenüberliegende Ufer entfernt ist.

„Toni, das schaffen wir doch nie! Der Fluss ist zwar nicht tief, aber wie sollen wir denn durch dieses schnelle, sprudelnde, wilde Wasser die andere Seite erreichen?", fragt Billy zögernd.

Toni zieht die Schultern hoch. „Ich weiß es auch nicht … aber wenn wir es nicht wagen, bleibt uns ja nichts anderes übrig, als wieder zurückzugehen." Er kratzt sich am Kopf und schaut um sich. „Da drüben liegen viele dicke Steine. Lass uns doch dort vorsichtig versuchen von einem Stein zum anderen zu springen."

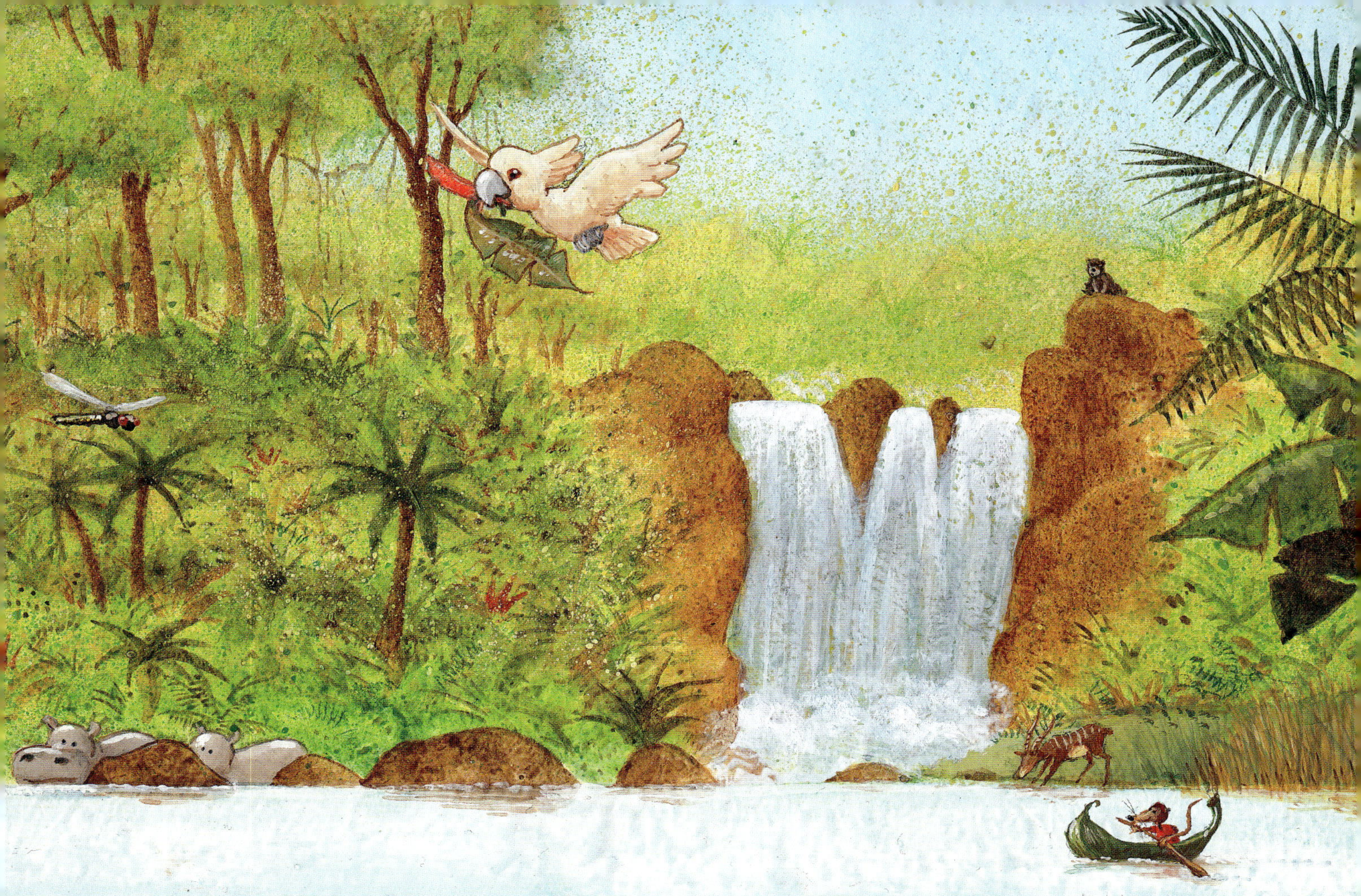

Als sie schließlich die andere Uferseite erreicht haben, lassen sie sich erleichtert ins Gras fallen. Beide fühlen sich so richtig gut, weil sie es geschafft haben. Sie schauen in den blauen, weiten Himmel und entdecken Kikuk, den Kakadu von Sokrates, der zu ihnen geflattert kommt. Er hält ihnen in seinem Schnabel ein Bananenblatt mit einer roten Feder entgegen. Neugierig lesen Toni und Billy, was auf dem Blatt geschrieben steht:

Mut ist, Dinge zu tun, vor denen man eigentlich Angst hat, die aber nicht wirklich gefährlich sind und die man schaffen kann. Zum Beispiel sich einen inneren Ruck geben, vor vielen Leuten ein Lied zu singen. Oder sich trauen durch die Dunkelheit zu gehen. Oder was ihr gemacht habt: Ihr habt es gewagt, den Wilden Fluss zu überqueren, und darauf geachtet, dass ihr nicht etwas tut, das euch in Gefahr bringen könnte. Das macht stolz und stark!

Als Kikuk wieder davonfliegt, stapfen Billy und Toni auf dem feuchten Boden in den Urwald hinein. Nach einer Weile müssen sich die beiden durch tiefes Dickicht kämpfen und stolpern über verschlungene Wurzeln. Hoch in den Bäumen krächzen und zetern die Vögel und es knackt und knarrt im Unterholz.

Billy und Toni schauen sich fragend an. „Bleib stehen", schnauft Toni, „und lass uns noch mal auf die Karte schauen."

Aber wie sie die Landkarte auch drehen und wenden, sie können nicht mehr erkennen, wo sie sind. Sie irren weiter, laufen immer schneller und suchen mit festem Blick auf dem Boden nach Zeichen, die auf einen Weg hindeuten.

„Oh, Toni, so kommen wir nicht weiter, wir haben uns verirrt und das macht mir jetzt doch Angst", sagt Billy und hält sich erschrocken die Hand vor den Mund. „Was sollen wir tun?"

Toni zieht sein Näschen kraus und spielt mit seinem linken Ohr, wie immer, wenn er ganz doll nachdenkt. „Hmm, ich weiß nicht", murmelt er und überlegt, ob er zugeben soll, dass ihm auch gar nicht wohl zumute ist. „In meinem Kopf purzeln alle Gedanken durcheinander", sagt er schließlich mit einem tiefen Seufzer. „Lass uns doch erst mal ganz ruhig auf diesen Stein hier setzen. Vielleicht fällt uns etwas ein." Billy nickt stumm.

Eine Zeit lang hocken beide ratlos und verloren nebeneinander.

„Toni", flüstert Billy, „mit all den komischen Geräuschen hier und den riesigen, knorrigen Bäumen mag ich gar nicht daran denken, dass es ja auch irgendwann dunkel wird."

Toni legt den Arm um seine Freundin. „Ich glaube, wir haben einen Fehler gemacht, als wir den Pfad nicht mehr erkennen konnten. Wir haben immer nur auf den Boden geschaut und nicht mehr nach oben und nicht nach links und rechts."

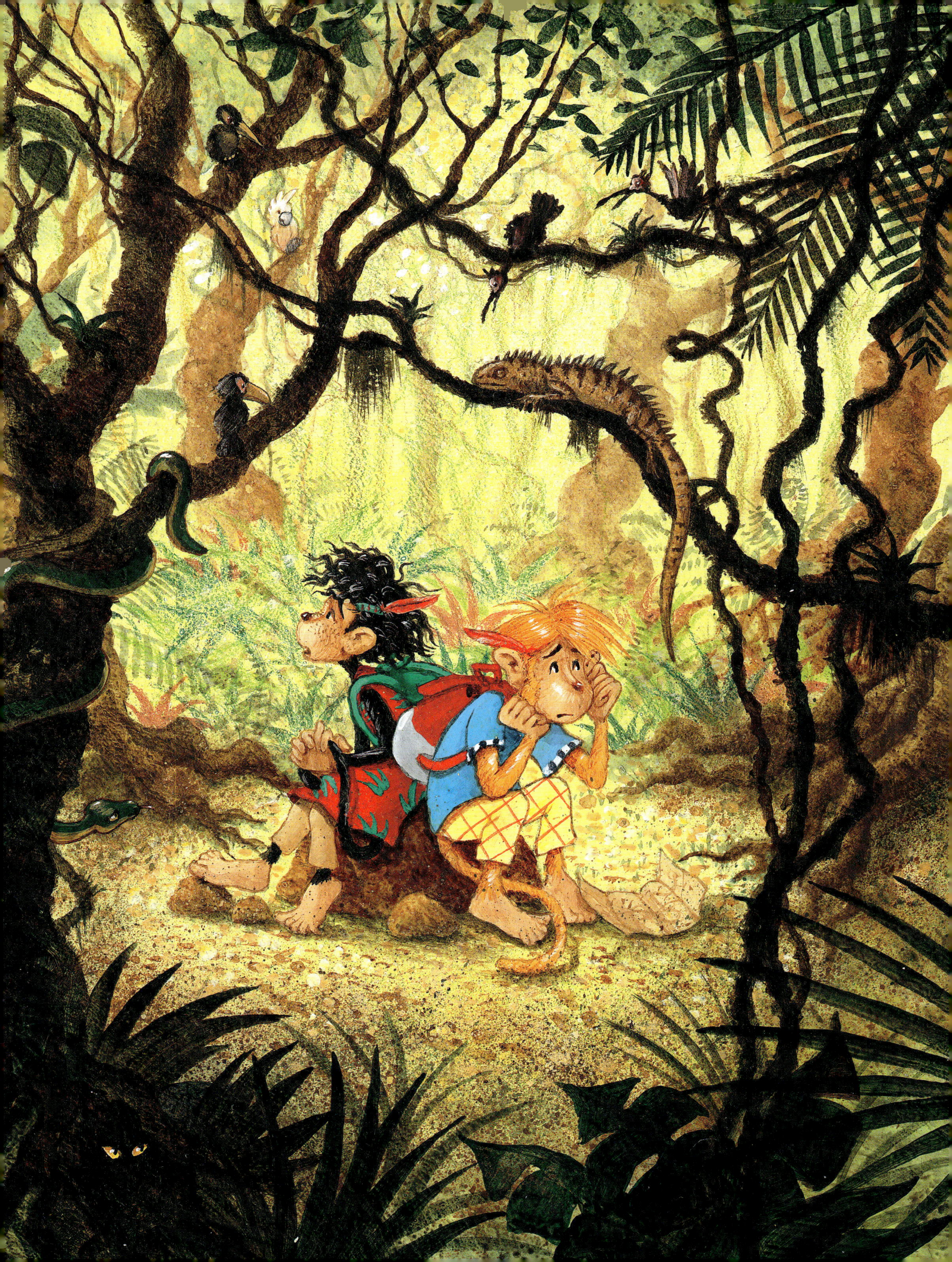

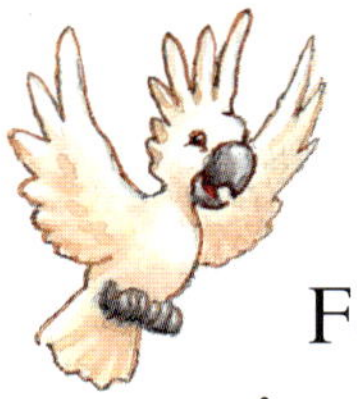

„Na klar, und das heisst, dass wir einfach an der roten Feder vorbeigelaufen sind!“, ruft Billy und springt mit einem Jauchzer auf. „Wir gehen sofort wieder zurück und du schaust links und ich schau rechts.“
Mit neuem Mut machen sich die beiden wieder auf den Weg. Da erkennen sie plötzlich zwischen den Blättern Kikuk, den Kakadu, der ihnen frech zuzwinkert.
„Billy, denkst du gerade das Gleiche wie ich?“, fragt Toni lachend. „Wir sind auf dem Weg der Roten Feder tatsächlich nicht ganz allein, genau wie Sokrates es gesagt hat.“
„Es gibt jemanden, der ein wachsames Auge auf uns hält, und die rote Feder kann nicht mehr weit sein“, sagt Billy erleichtert und winkt Kikuk zu.
Toni pufft Billy in die Seite. „Sieh mal, Billy, dahinten der alte abgebrochene Baumstamm, leuchtet da nicht etwas Rotes?“
Billy zieht vor Aufregung die Nase hoch. „Da ist sie, das ist die rote Feder!“
Beide rennen sie gleichzeitig los, denn jeder will zuerst die rote Feder erobern. Billy greift einen Schwups früher zu als Toni und hält fröhlich die Feder in die Luft.
„Dreimal starke Affentatze, Billy!“, ruft Toni. „Wir haben es geschafft! Und schau mal, hier auf dem Holzstück steht was geschrieben:

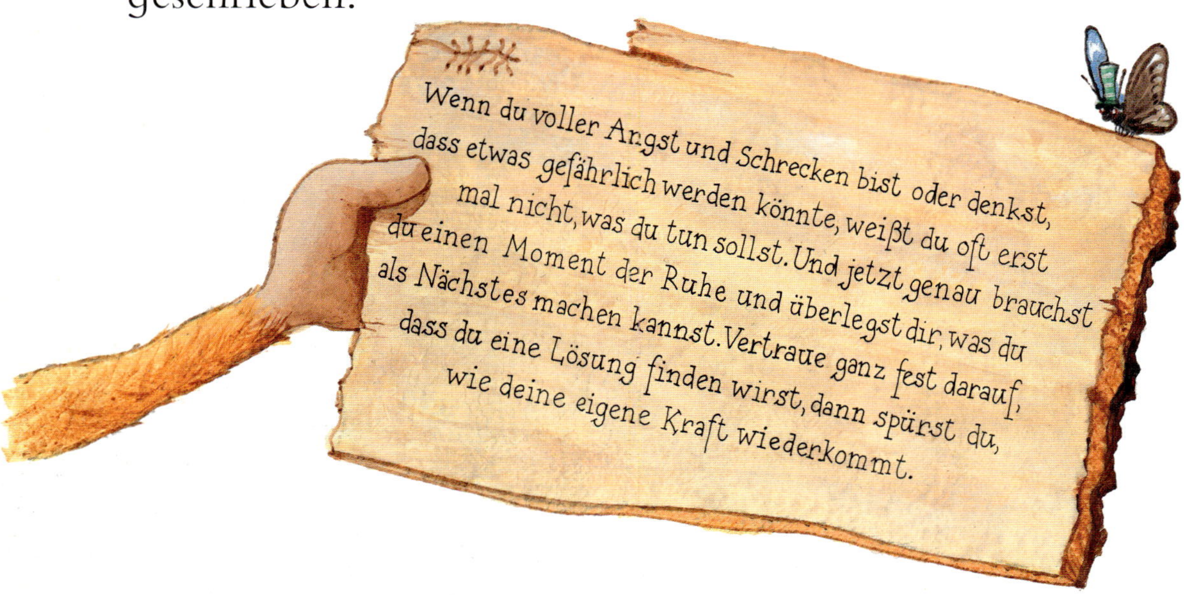

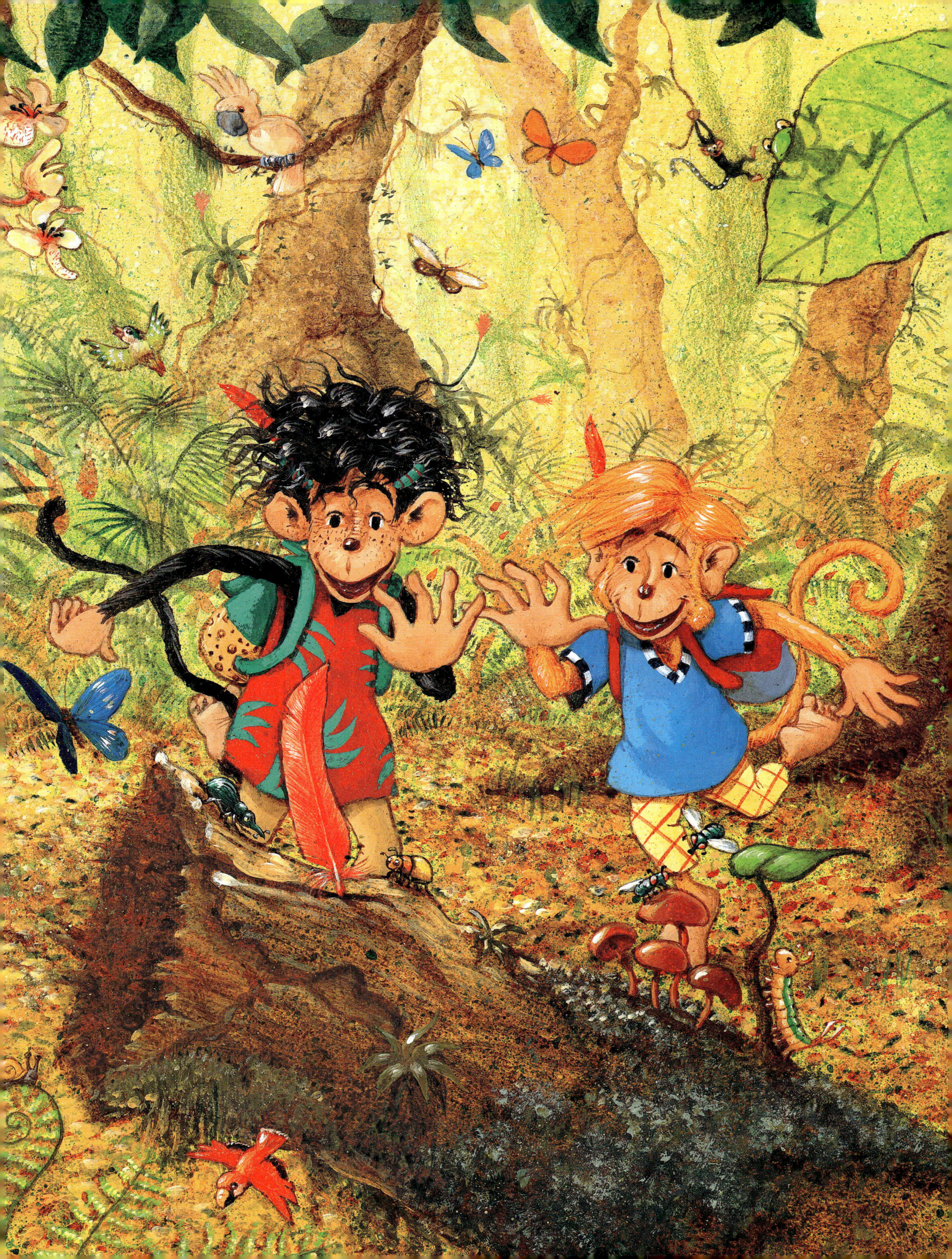

Toni springt auf den Baumstumpf und streckt seine Arme in die Luft.

„Wir haben es gewagt, uns auf den Weg der Roten Feder zu machen, wir haben den Wilden Fluss überquert, wir haben uns verirrt und wieder den richtigen Weg gefunden!“ Er stupst Billy mit dem Finger übermütig auf die Nase und ruft: „Mut macht stark und stolz!“

„Das stimmt!“, lacht Billy. „Wir sind stark und stolz und stolz und stark!“

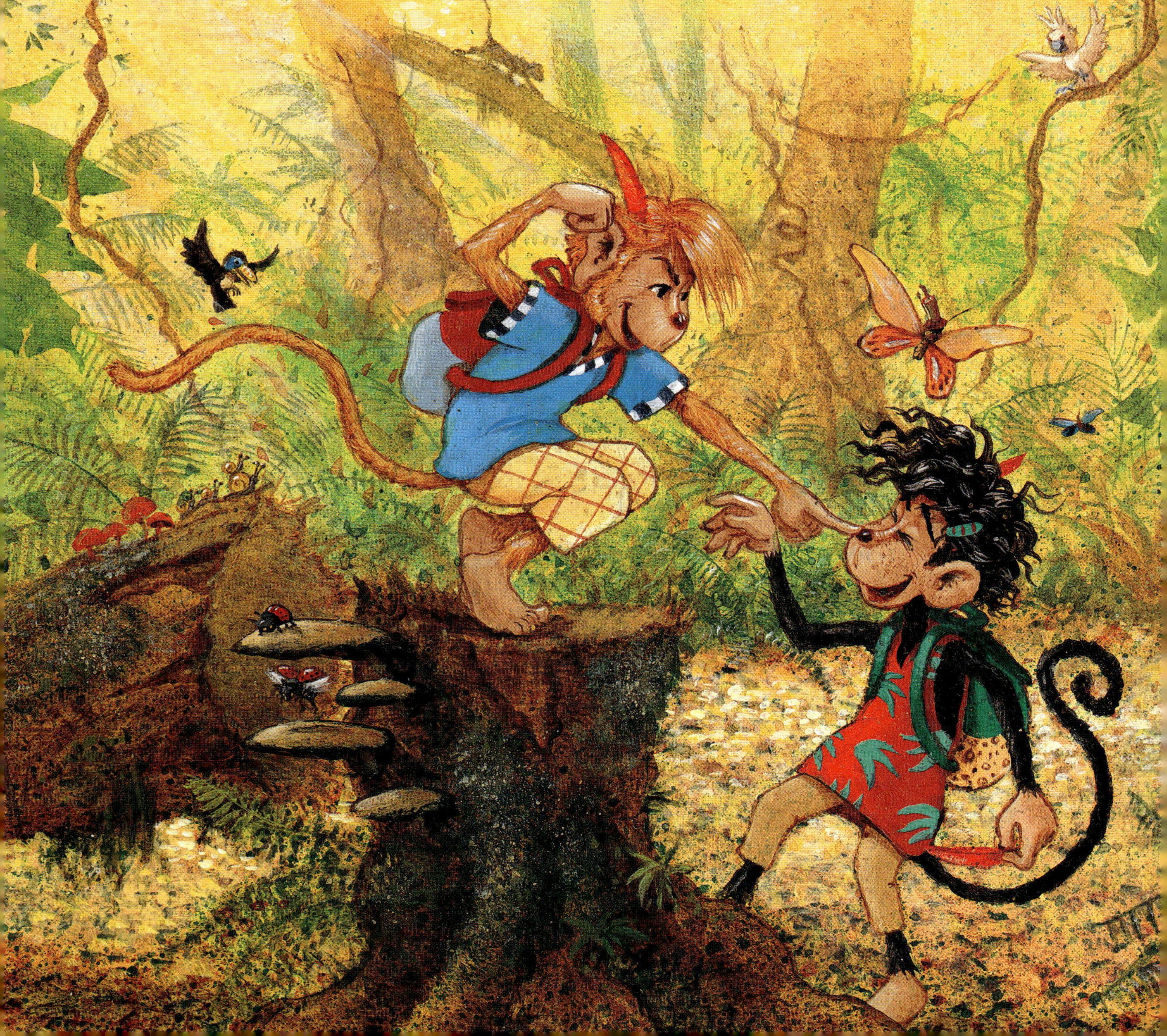

Fröhlich laufen und hüpfen sie weiter. Mit langen Grashalmen kitzeln sie sich hinter den Ohren und Billy kann gar nicht mehr aufhören zu kichern. „Toni, wetten, du schaffst es nicht, bis zehn zu zählen und nicht zu lachen, wenn ich dich kitzle!“
„Wetten, dass ich das kann!“, tönt Toni.
Was auch Billy versucht, Toni presst die Lippen zusammen und gibt keinen Muckser von sich.
„Zehn!“, prustet Toni los. „Und jetzt zeige ich dir, was ich noch alles kann!

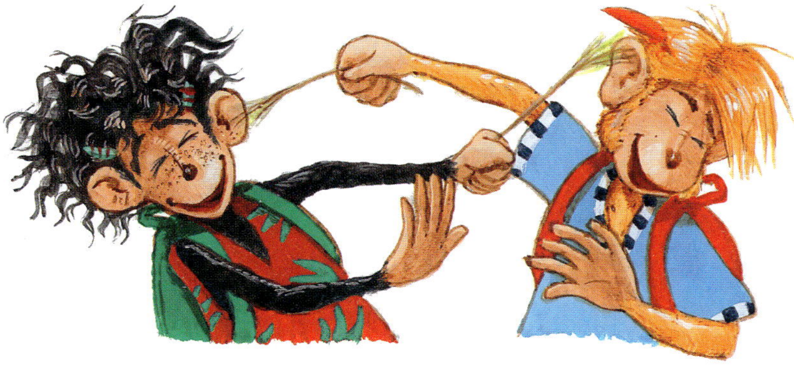

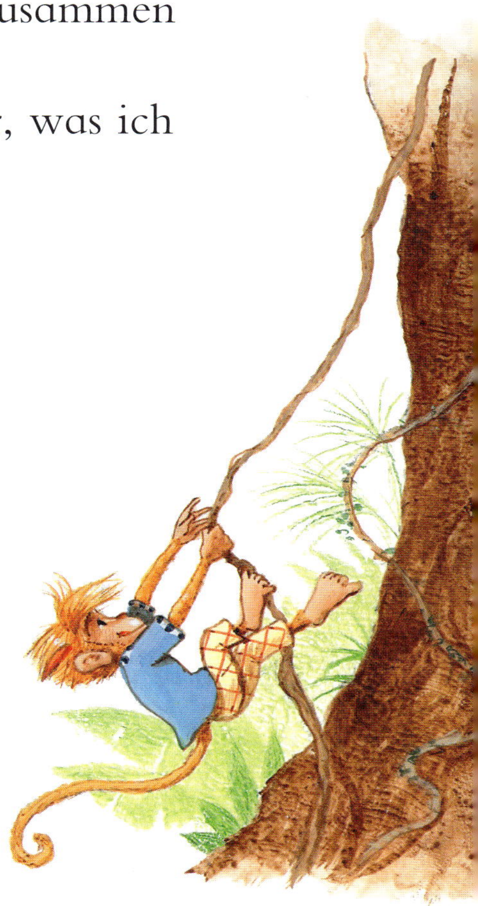

Ich kann von hier aus auf
den nächsten Baum schwingen und

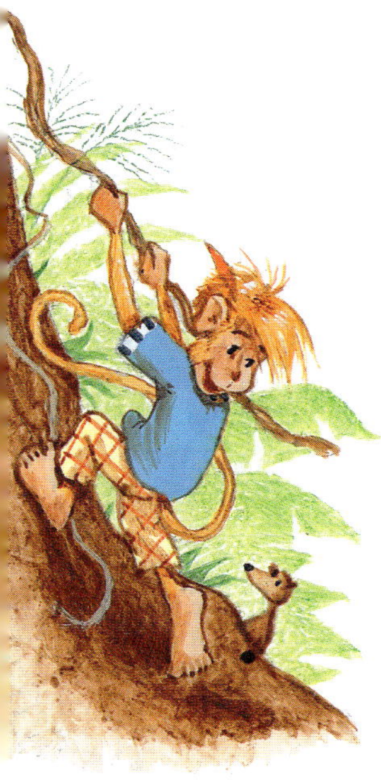

in fünf Sekunden wieder
runterklettern und

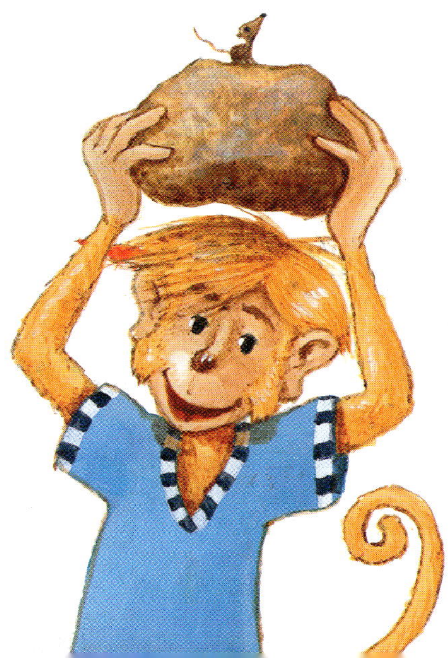

diesen riesigen Stein
einfach hochheben!“

Völlig außer Atem zeigt Toni seine Muskeln. „Du stehst vor dem Häuptling der Roten Feder. Ich bin der Schnellste und Stärkste und schaffe alles!“ Billy schaut ihn mit großen Augen an. „Toni, du spinnst, dich hat wohl ein Floh gepiekst!“, sagt sie glucksend und macht drei Purzelbäume hintereinander. „Komm, lass uns weitergehen“, ruft sie ihm zu.

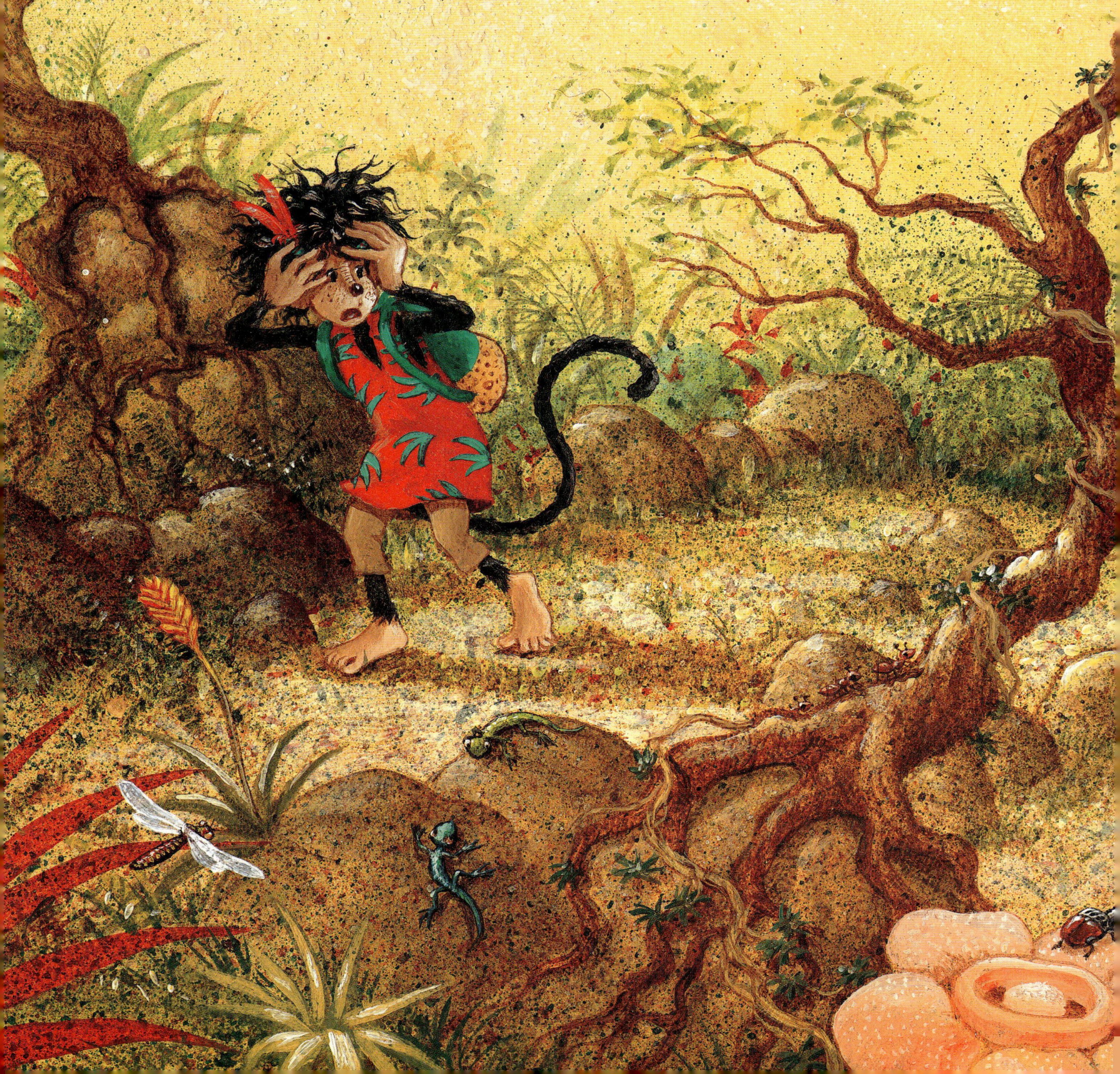

Sie wandern weiter den Weg entlang, der allmählich wieder sonniger und lichter wird.
Auf einmal bleibt Billy stehen. „Dahinten auf dem Boden zwischen den Blättern liegt eine rote Feder", sagt sie leise und zeigt in den Wald.
Mit einem Satz rennt Toni los.
„Pass auf, Toni, da stimmt irgendwas nicht!", ruft Billy, aber Toni ist schon weiter durch das Unterholz gestürmt. Im nächsten Moment bricht er mit lautem Gekrache und Getöse ein und ist nicht mehr zu sehen. Billy hält sich mit einem lauten Schrei die Augen zu.

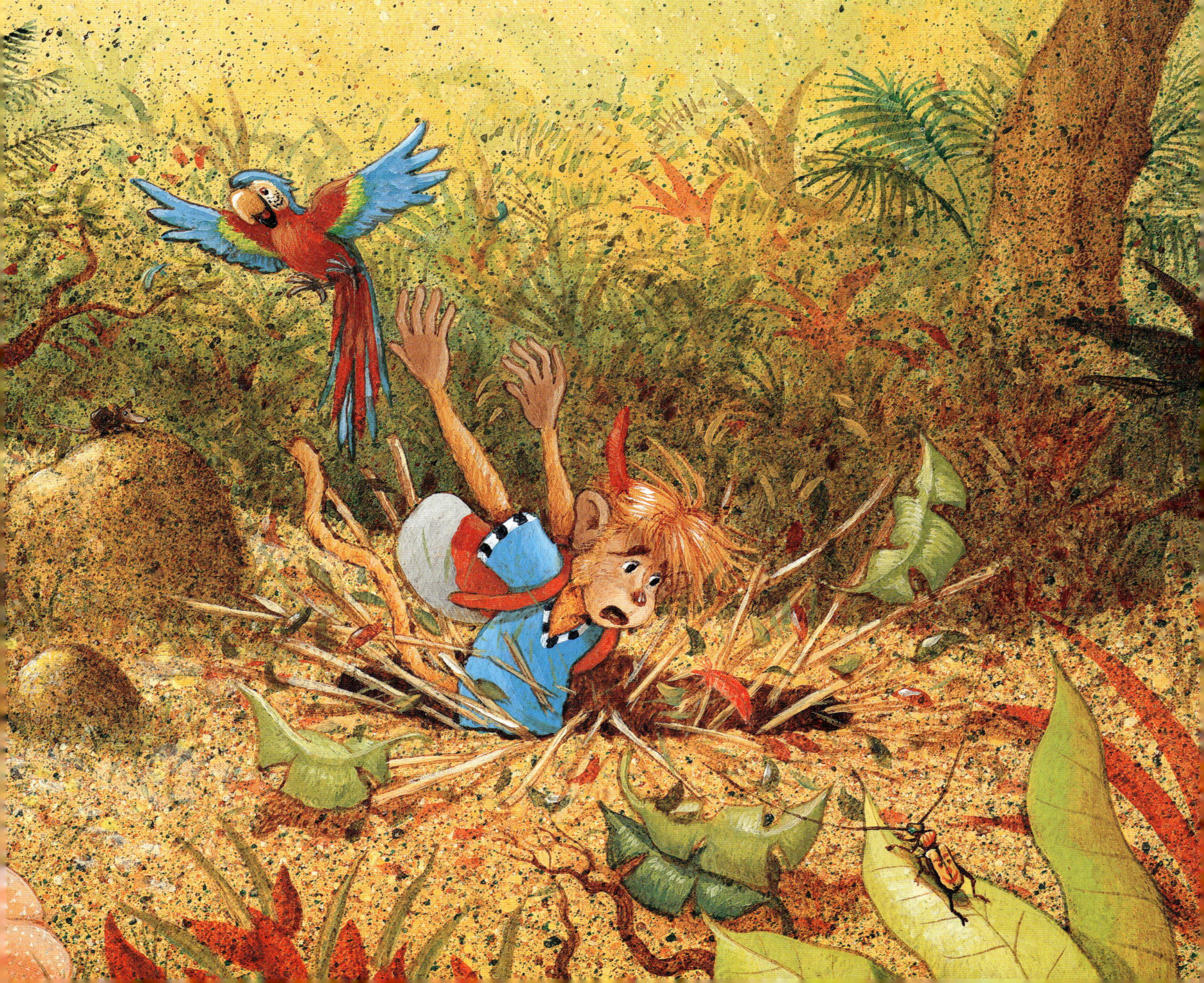

Die Feder lag auf Bambusstangen und Blättern, die ein kleines Erdloch bedeckten, wie bei einer Falle.
Toni hockt auf dem Boden, der mit weichem Moos bedeckt ist, stöhnt und reibt sich die Knie. Neben ihm liegt die rote Feder, die mit ihm nach unten gefallen ist.
Billy schaut von oben runter. „Was ist passiert? Hast du dir wehgetan?“
„Indianer kennen keine Schmerzen“, raunt Toni. „Ich hab ein paar Schrammen an den Beinen, aber es ist nicht so schlimm.“ Er klopft sich den Dreck von seinem Hemd und grinst schon wieder.
„Igittigitt, Toni, was sind das denn für kleine fiese Ungeheuer?“, fragt Billy und zeigt auf die großen, bunten Käfer, die zwischen den Wurzeln krabbeln.
„Die tun doch nix, Billy, für die bin ich doch ein Riese.
Aber schau mal, was hier hängt.“ Er zieht aus einer Ritze ein Papierröllchen hervor und liest laut:

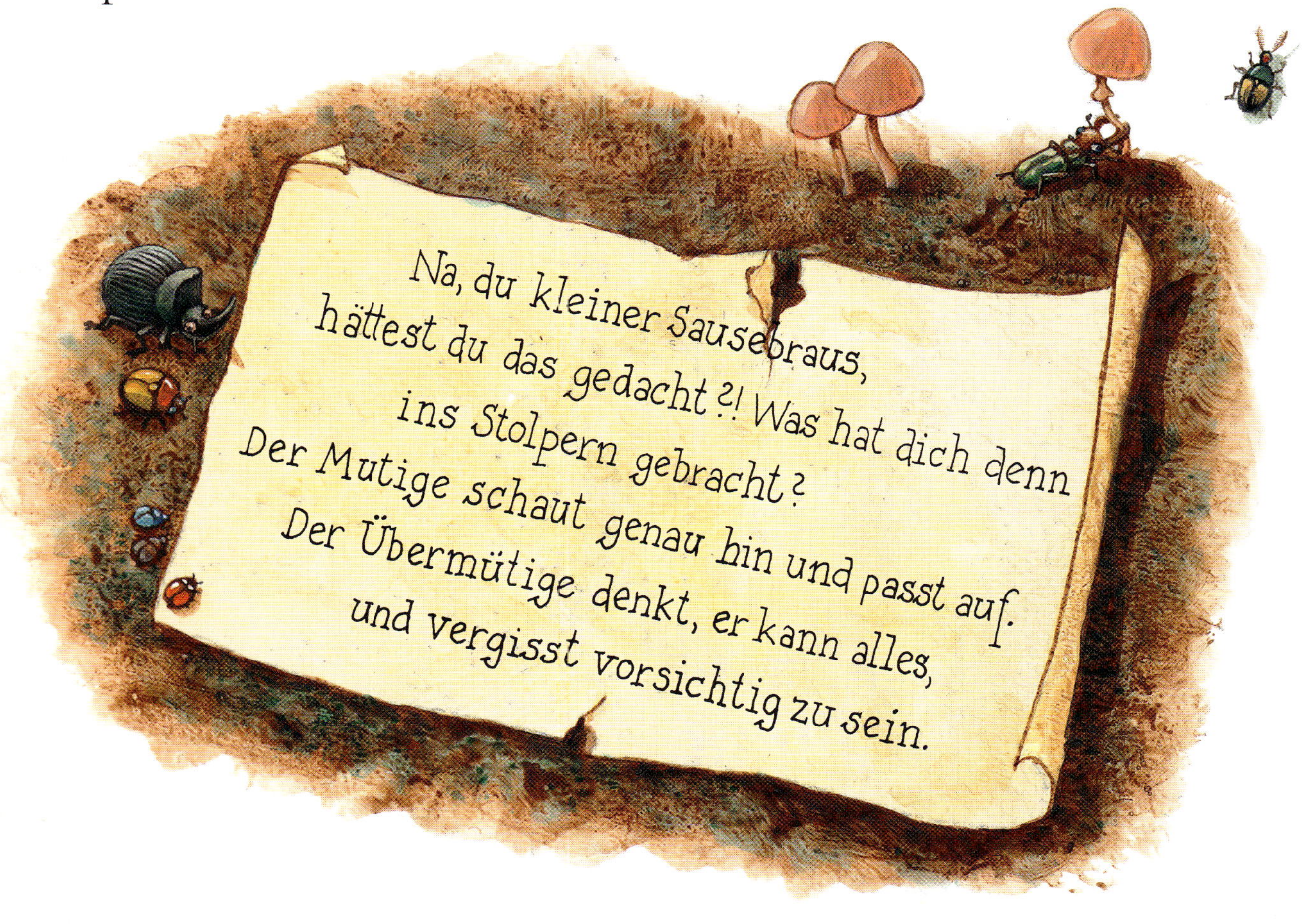
Na, du kleiner Sausebraus,
hättest du das gedacht ?! Was hat dich denn
ins Stolpern gebracht ?
Der Mutige schaut genau hin und passt auf.
Der Übermütige denkt, er kann alles,
und vergisst vorsichtig zu sein.

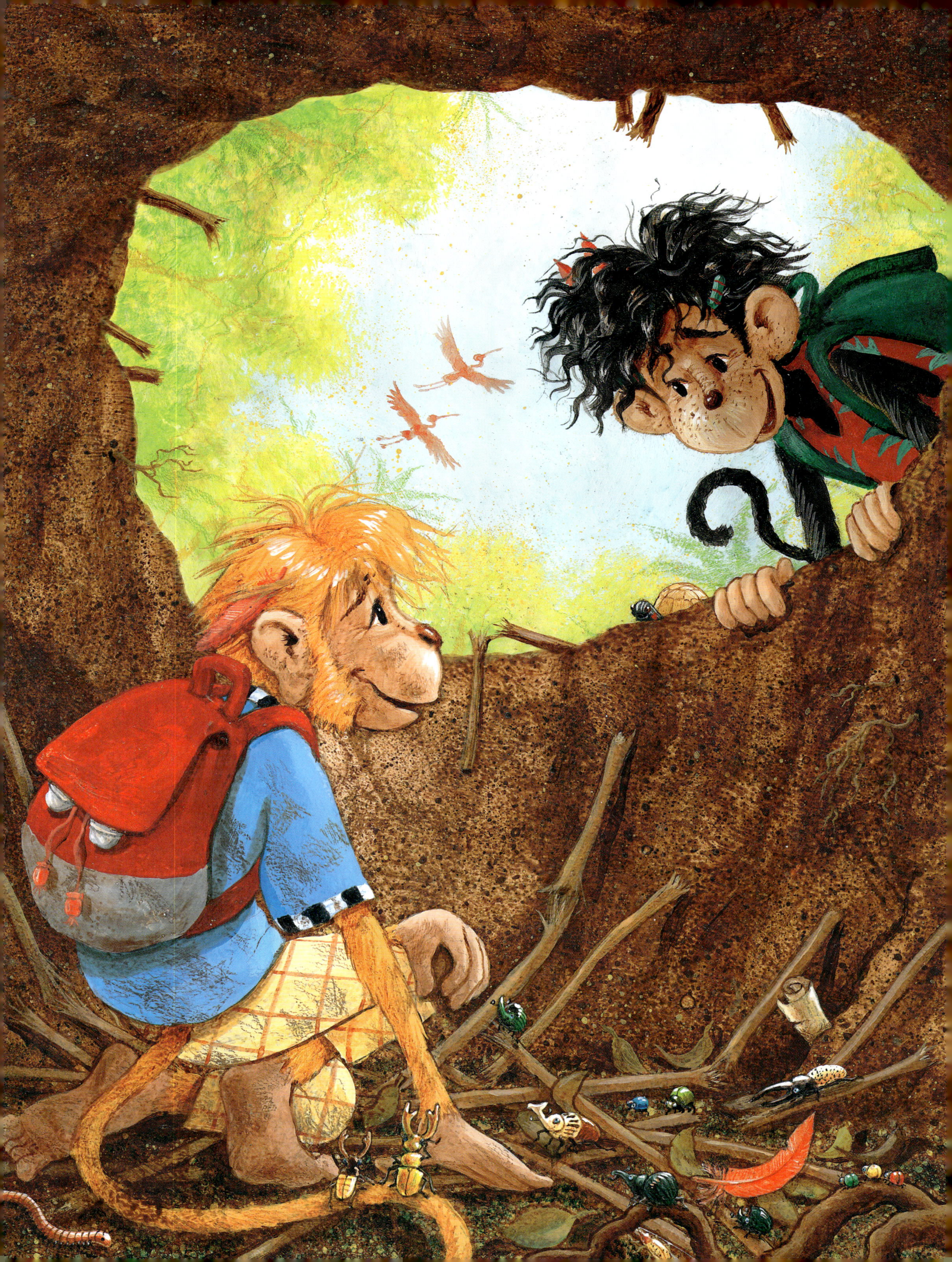

Nach einer kleinen Weile haben Toni und Billy sich wieder hochgerappelt. Hand in Hand laufen sie weiter und treten hinter der nächsten Böschung aus dem Wald in eine weite Lichtung. Billys Haare sind zerzaust und sie sehen beide aus wie zwei abgekämpfte, aber glückliche Indianer.
„Sokrates! Sokrates!“, rufen beide wie aus einem Munde.
Sie haben ihren alten, weisen Freund und Großvater entdeckt, der auf einem Stein am Fluss sitzt. Und in seinem Haar steckt eine rote Feder ... Toni und Billy fangen an zu rennen und rufen und winken Sokrates zu.

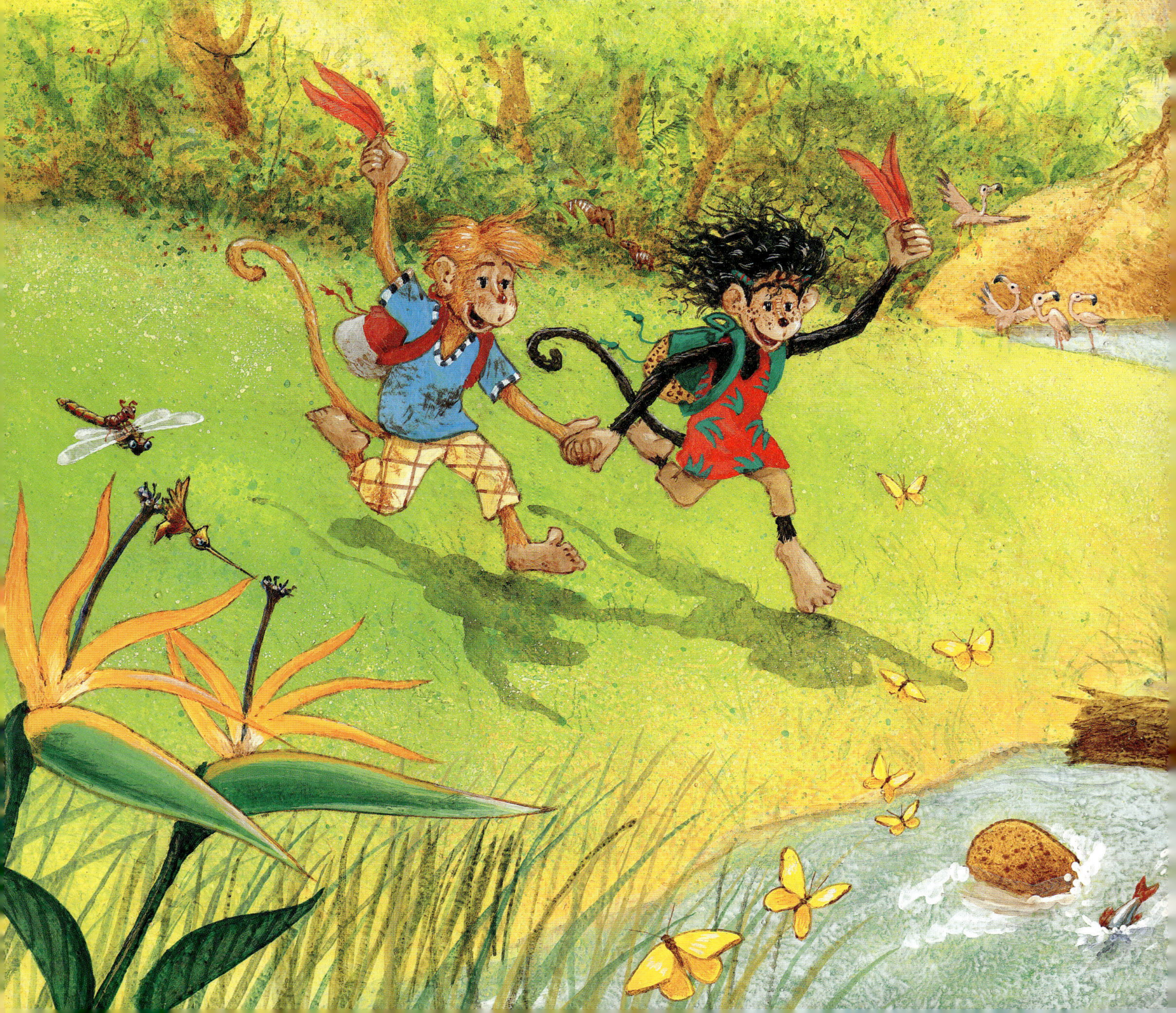

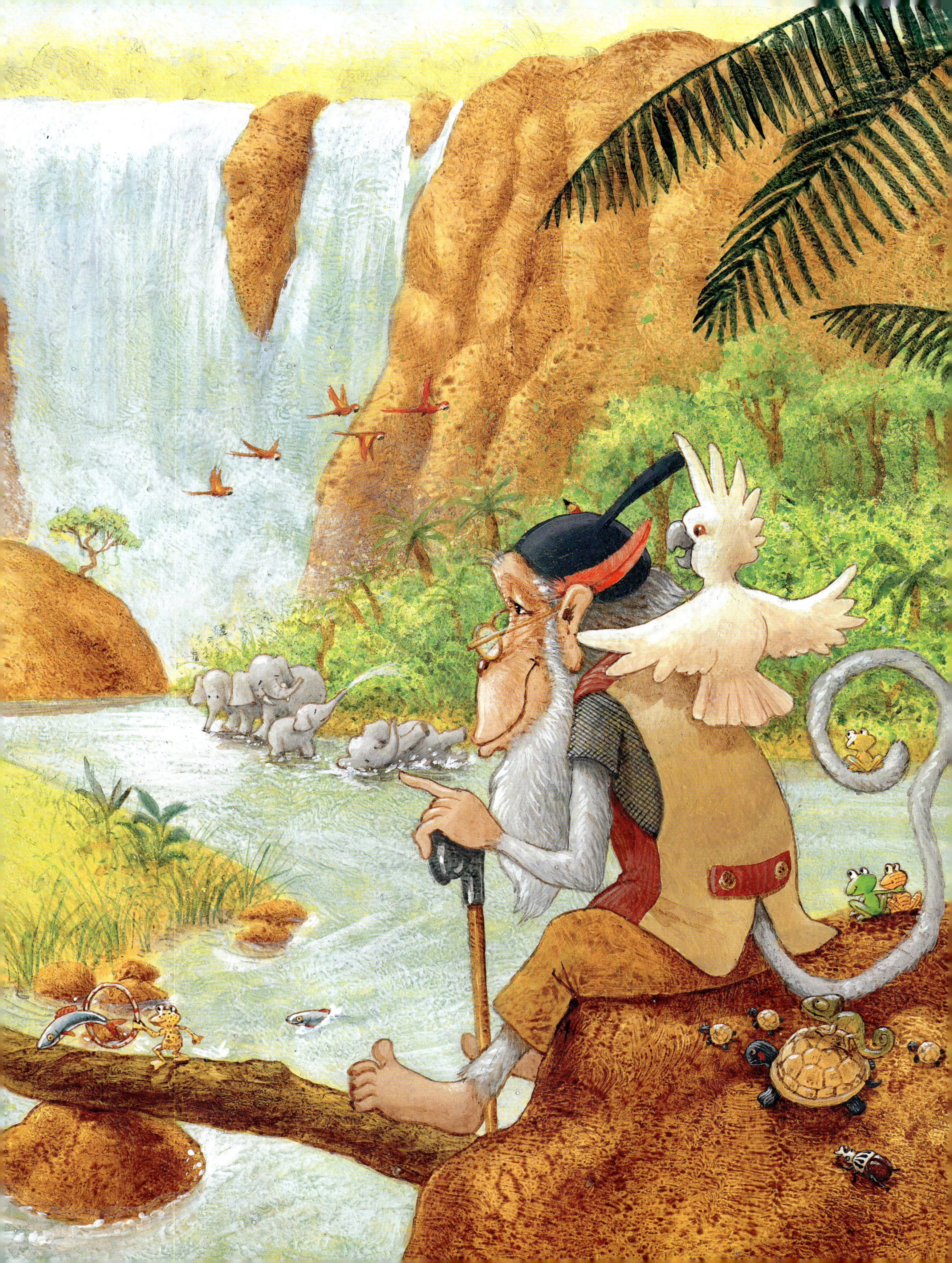

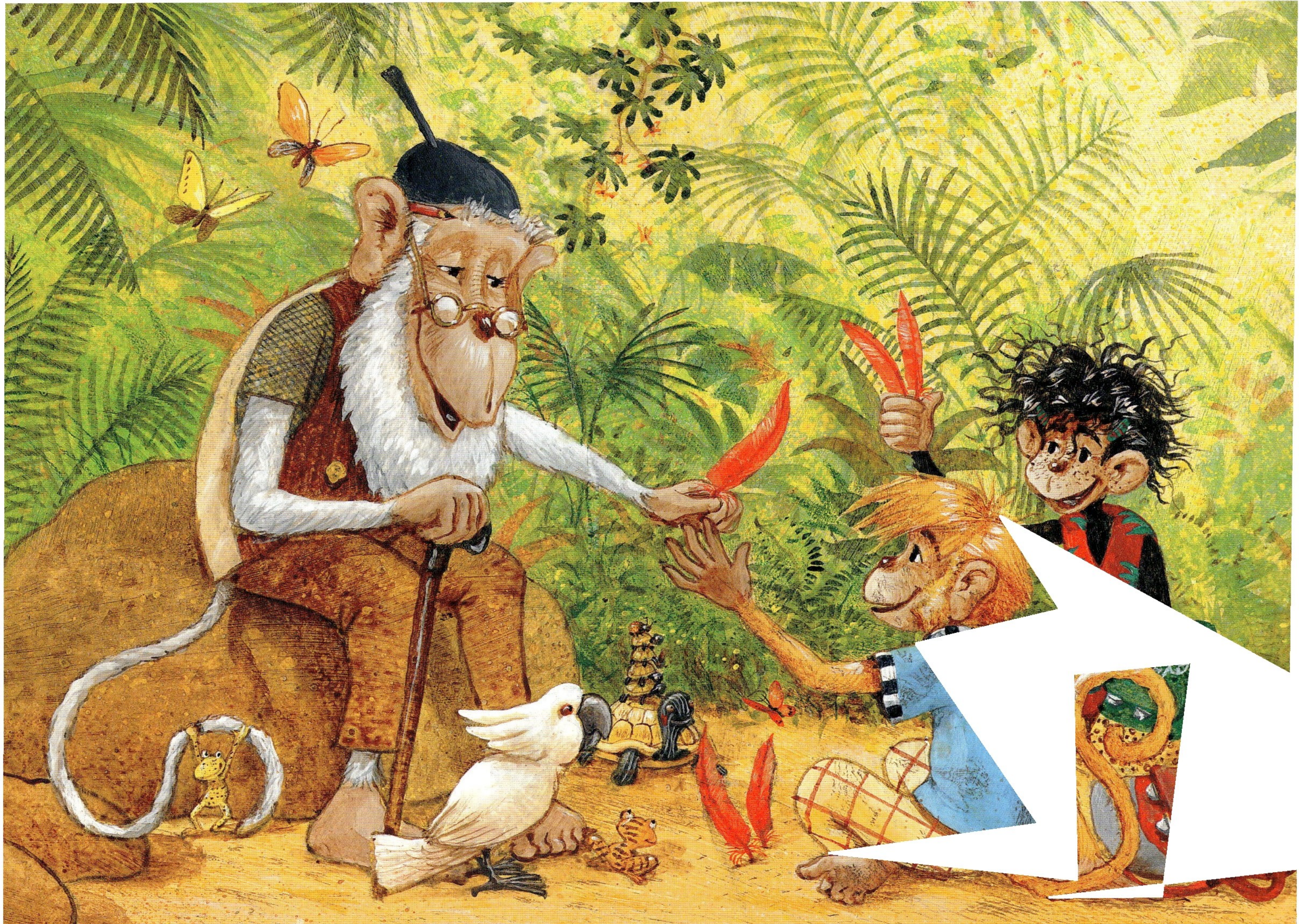

Aufgeregt erzählen die beiden Sokrates alles, was sie auf dem Weg der Roten Feder erlebt haben. Sokrates hört ihnen gespannt zu und fragt zwischendrin noch dies und das, bis sie am Ende ihrer Abenteuergeschichte angelangt sind.
„Ihr habt also vier Federn gefunden und hier habe ich eine fünfte, eine ganz besondere", sagt Sokrates mit seiner tiefen Stimme und zieht die rote Feder aus seinem Haar. „Ihr habt es selbst erfahren: Mal ist der eine mutiger und stärker und mal ist es der andere. So wie jeder von euch seine eigene Angst hat, hat auch jeder seinen eigenen Mut. Ihr seid bereit all euren Mut zusammenzunehmen und dem anderen zu helfen. Und ich denke, ihr wärt auch bereit den anderen zu verteidigen, wenn es sein muss."

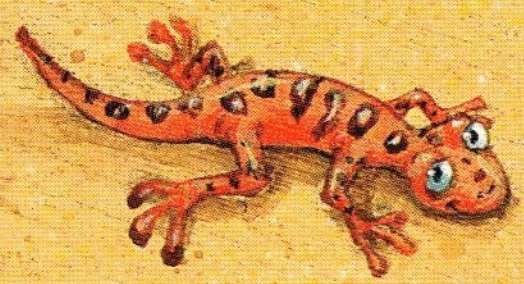

Sokrates schreibt mit der Federspitze in großen Buchstaben in den Sand:

Es ist etwas besonders Schönes, wenn du nicht nur Mut für dich selbst hast, sondern auch für andere.

Billy umarmt Sokrates und gibt ihm einen Kuss. „Was war das für ein wunderbarer und spannender Tag! Auf dem Weg hatten wir immer wieder Angst, mal war's eine kleine Angst und mal eine ziemlich große. Aber wir haben's geschafft, mutig zu sein, und fühlen uns jetzt so gut und so stark."
Toni hält die fünf roten Federn hoch und tanzt um die beiden herum. „Wisst ihr, was ich gerade spüre: Mut macht Mut!"

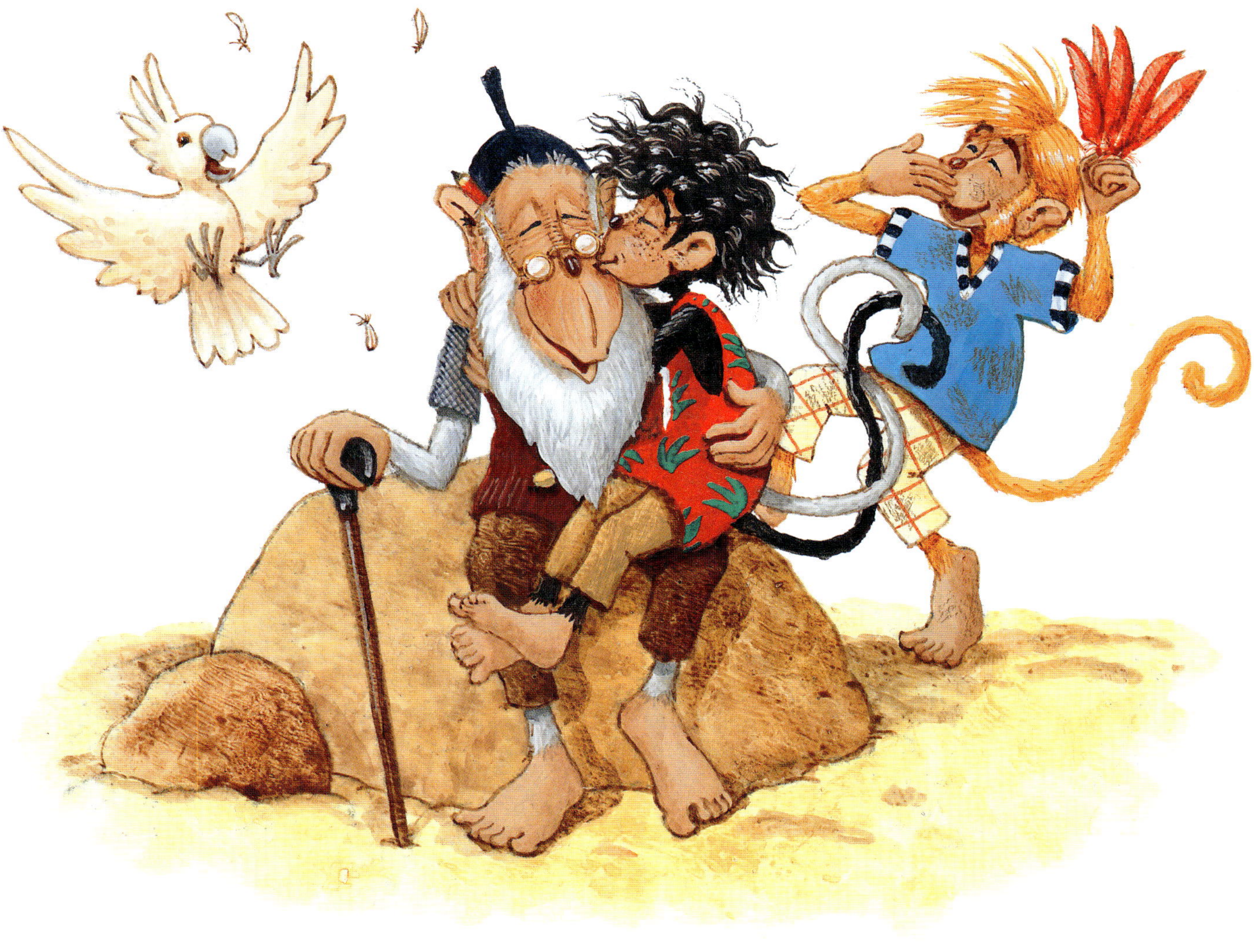

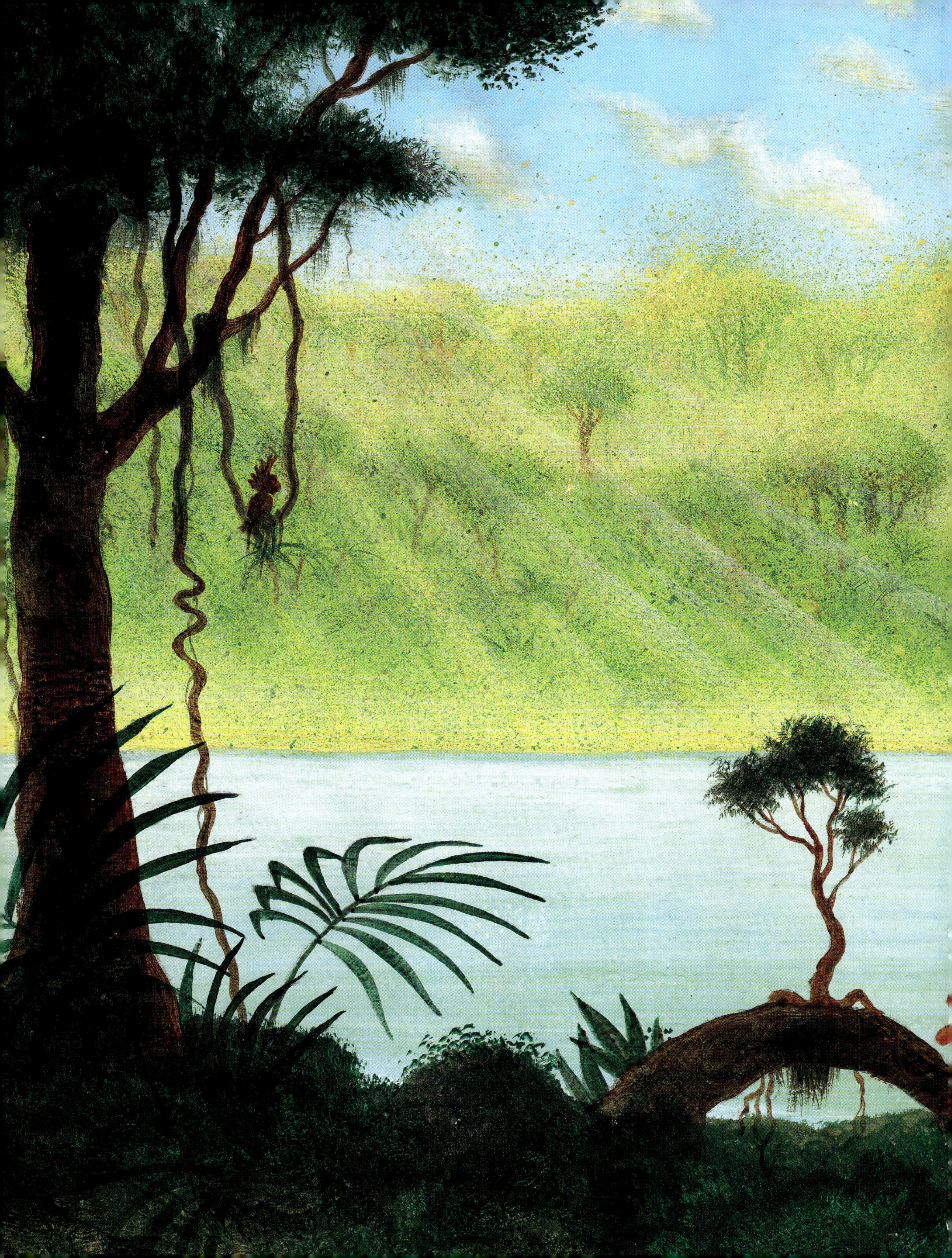